LA ENFERMEDAD ES UN LIBRO ABIERTO A TU INCONSCIENTE

Del vacío a la vacuidad

CHRISTIAN FLÈCHE

LA ENFERMEDAD ES UN LIBRO ABIERTO A TU INCONSCIENTE

Del vacío a la vacuidad

Prólogo de Luigi Rignanese

EDICIONES OBELISCO

Dedico este libro a todas
y a todos los que no han leído esta dedicatoria.

Prólogo

«En el corazón de la Paciencia, la Presencia.
Y en el corazón de la Presencia, la Consciencia;
y en el corazón de la Consciencia, la Potencia;
y en el corazón de la Potencia, la Inocencia».

Aforismo 124
2.ª parte de este libro.

Se diría un estribillo infantil, una tonadilla tradicional que exhalase el *la* del lenguaje de los pájaros, el hallazgo de un manantial durante la canícula.

Una sensibilidad que resuena con mi práctica de contador de cuentos.

Cuando me cruzo con adultos, me dicen que los cuentos son formidables para los niños.

Yo les pregunto: «¿Por qué?».

«¡Porque ellos sí que creen en las historias!».

Y nosotros, los mayores, ¿en qué creemos?

En francés, decimos: «Yo creo… en Dios, sea cual sea su nombre, o en el dinero o en la ciencia o…».

Me gusta ese doble sentido, con el Yo, de creer y de crecer.[1]

¿En qué creencias creo?

---

1. En francés, las primeras personas del singular del presente de indicativo de «creer» y «crecer» se escriben y se pronuncian de manera idéntica: «je crois». *(N. de la T.)*

A veces, creo en tantas cosas que me disperso tejiendo bosques inextricables de problemas en los que el Yo me extravía.

Creo que no soy el único, aunque en estos momentos me sienta tan solo…

En los cuentos, la heroína o el héroe encuentran por providencia una ayuda, una vieja repulsiva o un hada, a veces un libro.

Tenéis en las manos una brújula insensata para podar el bosque de nuestros imaginarios tan reales, para mantener el rumbo hasta la Inocencia primigenia que nos conecta más allá de nuestras preguntas y de nuestras percepciones.

Gracias a Christian Flèche por haber encarnado, negro sobre blanco, tantos colores restallantes, un juego para niños no infantil, una rayuela en desorden cuyo Paraíso se encuentra en el centro y en el infinito.

Luigi Rignanese

Presentación

Creo que todo enfermo es un dormido. *(Dormición, inconsciencia, negación, ilusión, ignorancia...).* Desde el momento en que tienes un problema, un sufrimiento, un límite, algo es no consciente dentro de ti.

Sanar de eso es despertar puntualmente de un secreto sepultado que se expresa en esa solución que es la enfermedad física, emocional, comportamental.

Así, sanar el cuerpo es más que sanar el cuerpo. Es curarse de lo que hay detrás, de su causa, ¡es despertarse!

Tratar una enfermedad no es tratar una enfermedad, es tratar al enfermo, tratar su historia, sus emociones, sus creencias, sus identificaciones, llevarlas a plena luz.

Asimismo, la salud es más que la salud; si no, ¿por qué Cristo y otros místicos, al igual que él, se iban a interesar por el cuerpo material enfermo, no siendo que percibieran el paralelo entre salud y despertar a la iluminación, entre enfermedad y error espiritual?

Al principio, uno se cura para sí mismo; con frecuencia uno se cura del otro, de sus manipulaciones, de sus buenas intenciones, de sus proyecciones sobre sí.

Luego, uno ya no se cura para sí, se cura para el otro, para todos los demás. Si tu sanación no cambia tu manera de estar en el mundo, si no cambia el mundo y no es un plus para la sociedad, no estás curado, no del todo.

Existen los enfermos porque se olvidan a sí mismos, se descuidan. Existen los enfermos porque son egocéntricos. Tienen que transformar todas sus relaciones con el fin de descubrir el nuevo yo interno, tanto en el interior como en el exterior de sí.

La mayor parte del tiempo, ¡¡¡quien busca la sanación es aquello mismo que ha creado la enfermedad!!! Y esa sanación se convierte en otra forma de enfermedad. Con demasiada frecuencia estar vivo es una enfermedad, porque es una dependencia de nuestro ego, de nuestros deseos, de nuestras huidas, de nuestras drogas, de los demás.

«Cámbieme de células, por favor». El que estaba encarcelado por las células del hígado pasa a estarlo por las células del pulmón, del cerebro o de la sangre. Nada ha cambiado realmente, sigo identificado con la materia.

Entonces, ¿cómo podría una mente enferma conceptualizar, imaginar, saber qué es el estado de salud? Es inconcebible. ¿Cómo podría un embrión decidir qué oficio desempeñará más tarde?, ¿cómo podría un adolescente preparar su jubilación?

¿Cómo ve un enfermo la curación? Desde el centro de su enfermedad, con una lógica, un inconsciente que ha creado la enfermedad y la mantiene viva. Así pues, la salud está en binomio con la enfermedad, en la misma lógica; la vida, no.

Existe un estado más allá de la salud. Déjate encontrar por él.

Así que cúrate de lo que está detrás del síntoma,
cúrate para ser tú,
cúrate para los demás, por el planeta,
cúrate de aquello que quiere curarse y te ha puesto enfermo,

cúrate mucho más allá de la salud,
cúrate de tu dormición,
cúrate de no ser tú,
cúrate de ser tú,
... hasta experimentar que no hay nadie a quien curar.

Manual de instrucciones de este florilegio

Tenemos una mente, un cuerpo y una vida sin necesidad de hacer o de haber hecho nada de nada, de pagarlos o de merecerlos. Está hecho. ¡Todo está aquí! Nosotros, el mundo, los demás. Pero ¿qué hacer con todos esos tesoros? ¿Cómo funciona, cuáles son las instrucciones de uso de nuestra vida, de nuestro cuerpo, de nuestra conciencia?

Las claves de la felicidad…

Lo único que sabemos se refiere a las consecuencias de nuestras decisiones. Estamos contentos o contrariados.

Así que, entonces, nos decimos: «Fíjate, será que he apretado el botón que no era, el motor está atascado, la tele ya no funciona, el ordenador está echando humo, mi marido se ha marchado, me supura el colon, me raspa la garganta, el cerebro ha entrado en barrena y me pongo nervioso cada dos por tres».

En pocas palabras, algo falla. Tengo el presentimiento de que cuando las cosas no van bien es que estoy más abajo de la causa real. El agua sale embarrada en París porque la han contaminado aguas arriba. Mi hija me pone mala cara y mi hijo me sonríe. ¿Qué ha pasado anteriormente? ¿Por qué esta úlcera, este cáncer que me oprime, para qué sirve, maldita sea, esta leucemia?

Instrucciones de uso, tutorial, *please*, me urge, que ya tengo un pie en la mediocridad de una vida banal e insípida. Llevo cuarenta años dando vueltas como loco por mi pecera y no hay nadie para cambiarme el agua. Me canso.

No nos llamemos a engaño, lo visible, al igual que lo consciente, tan sólo representa una parte minúscula de lo que es. El que lo llaméis el inconsciente, el subconsciente, la vida real, la realidad objetiva, lo absoluto, el sentido, Dios sabe qué, no nos sirve para gran cosa. Miramos el universo por un catalejo pegado a la retina. Muchas cosas se nos escapan.

Así que aquí tienes este florilegio para guiarte hacia el espacio entre líneas, lo inefable, lo inaudito, lo nunca oído porque nunca se dijo, y nunca se dijo porque era impronunciable, indescriptible, ilegible; en una palabra, en este libro nada es para leer.

¿Su sentido? Todo es posible. Podéis abrirlo al azar (que no lo es), como un juego adivinatorio, y leer.

Podéis leerlo en el orden de las páginas. Está construido como un viaje que va de lo tangible, lo observable, cuerpo, psiquismo, pensamientos y emociones, la identidad, lo real, el sentido, al más allá del apego febril a nuestras pueriles ilusiones.

El viaje es espacial, no es lineal.

- ✓ Por esta razón, puedes empezarlo en la página que elijas (y no terminarlo nunca).
- ✓ Tienes una preocupación, una enfermedad, una pregunta, una búsqueda, así que lo abres al azar.
- ✓ O bien puedes elegir un número entre 1 y 32 y dirigirte a la sección elegida (hay 32 en la 1.ª parte).

- ✓ Para ello, puedes servirte de los números aleatorios situados al final del libro. Cierra los ojos, respira hondo y coloca un dedo intuitivamente en el espacio en el que se encuentran los números, luego abre los ojos y descubre qué número es. O bien arroja un objeto pequeño, el que tú elijas, a ese mismo espacio y lee el número sobre el que ha caído.
- ✓ Luego, elige tu párrafo dentro de la sección.
- ✓ Lo primero, pones la mano encima del texto antes de leerlo, con el fin de verificar en tus sensaciones lo atinado de esa elección.
- ✓ Lo lees con tu cabeza, tu corazón, tu cuerpo y luego tu sexo.
- ✓ Para ello, copias el texto y pones la hoja del texto encima de una parte de tu cuerpo.
- ✓ Muchas veces es interesante ponerla encima de la parte que está conectada con tu pregunta, ahí donde sientes la pregunta en tu cuerpo.
- ✓ ¿Viene de tu corazón, de tu estómago, de tus piernas? ¿Dónde se manifiesta la problemática que hace que tú te hagas preguntas hoy?
- ✓ Si no aparece la huella desagradable de un problema, es que no es un problema y puedes irte a la compra y llenar el frigorífico, o ir al cine, en fin, algo concreto, normal, útil. Como estar disponible para la novedad. Nada conocido, consciente, te servirá para iluminar, para cambiar, para responder, para evolucionar. Todo cambio nace de lo imprevisto.

Dos partes constituyen esta obra, este opúsculo, dos ramajes de páginas, uno para las hojas, el otro para las flores. El primero más para lo mental, el segundo para el corazón. El primero para reflexionar, dar sentido, poner palabras, abrir pistas. El segundo para dejarse emocionar, derretir, conmover.

Los textos del segundo están numerados con el fin de que puedas elegir el número de manera aleatoria, azarosa, fuera de control, adivinatoria. Y del mismo modo, seguirás, si lo deseas, las etapas del protocolo anterior:

- ✓ elección aleatoria: abriendo una página al azar o un número;
- ✓ manos encima del texto o dedos (si tu mano es demasiado grande o el texto pequeño);
- ✓ escucha tus sensaciones;
- ✓ lee con tu cabeza;
- ✓ coloca el texto encima de tu cuerpo, lee con tu cuerpo;
- ✓ colócalo encima de tu corazón, lee con tu corazón;
- ✓ colócalo encima de tu sexo, léelo con tu sexo;
- ✓ colócalo en la parte de tu cuerpo de la que viene la pregunta;
- ✓ ¿cuáles son las respuestas, las imágenes, las reacciones, las novedades que germinan, brotan, aparecen?;
- ✓ acoge todo esto y amplifícalo;
- ✓ y después ¡lee el texto con los ojos!

La tercera parte es otra manera de poner en práctica este libro mediante experiencias guiadas muy simples, experiencias para interiorizar. Porque, por mi parte, creo que una teoría, por muy bonita que sea, sólo tiene utilidad cuando te permite cambiar tu vida.

Ocurra lo que ocurra y por encima de todo, cuídate a ti mismo, porque ¡eres la única persona con la que vas a vivir todo lo que te quede de vida, en cada instante! ¡Ámate –margarita de cinco pétalos– *con locura!*

Primera parte

De la inconsciencia a la presencia; del vacío a la vacuidad

1.ª sección: EL CUERPO

1

Tenemos un cuerpo.

Tenemos una mente.

Vemos el cuerpo.

No vemos la mente, no vemos los pensamientos de los demás ni su pasado; ¿acaso por ello todo eso no existe?

Te miro y te oigo; y no veo ni oigo ni tus pensamientos, ni tu pasado, ni tu consciencia, ni tus emociones, solamente su expresión.

2

El cuerpo físico es material, químico.

Recibe informaciones y las transmite.

No decide nada.

Un libro no decide abrirse ni un ordenador encenderse.

El cuerpo reacciona por automatismo, al igual que las hojas de la mimosa púdica, que se cierran cuando la tocamos, o el agua del lago que se agita cuando cae en ella una piedrecilla.

Nuestro cuerpo no tiene iniciativa para fabricar informaciones y luego enviárnoslas. El cuerpo hace lo que se le pide que haga.

¿Quién se lo pide?

La decisión no procede de la materia, sino de la mente, que utiliza la materia.

El cuerpo no decidió crearte, traerte de la inexistencia a la existencia.

El cuerpo no decidió crear*se*, traerse a sí mismo de la inexistencia a la existencia.

¿Quién decide aguas arriba de la materia, de la forma?

3

A – El cuerpo recibe informaciones que le vienen del mundo exterior. Informaciones limitadas por las posibilidades de sus órganos sensoriales y de nuestra educación.

Nosotros vemos, oímos... lo que somos capaces de ver, de oír..., no más.

B – El cuerpo recibe asimismo informaciones que le vienen de su mundo interior, bioquímico.

C – Y el cuerpo recibe informaciones almacenadas que le vienen de su pensamiento y de su memoria.

A-B-C – De ellas transmite una pequeña parte a nuestro consciente y todo el resto a nuestro inconsciente.

Inconsciente porque a nuestra mente personal le es imposible ser consciente de todo lo que ocurre a cada instante en el cuerpo y a su alrededor y de todo lo que ocurrió en el pasado.

El consciente y el inconsciente reaccionan a estas informaciones procedentes del cuerpo emitiendo órdenes que el cuerpo recibe y luego ejecuta de manera concreta.

4

El cuerpo es personal, inconsciente de casi todo.

El espíritu es impersonal, consciente de todo, consciencia absoluta.

5

Mi cuerpo ¿está en el interior o fuera de *mí*?

6

Al comienzo, te dices: «Tengo conciencia y está en mi cuerpo. Después, un día, caes en la cuenta de que es exactamente a la inversa: ¡el cuerpo está en el campo infinito, permanente, de la conciencia!».

7

«Sin conciencia, nada se percibiría. ¿Para qué serviría entonces la materia?

Sin materia, no habría nada que percibir. ¿Para qué serviría entonces la conciencia?».[1]

8

La enfermedad es cuerpo transformado, materia de más, o de menos, o averiada (pólipo, úlcera, sordera, por ejemplo).

---

1. Franck Boval en *Sapiens! tu pionces. Matière et Conscience: le temps du réveil*, Ediciones Anovi.

El cuerpo químico no decide estar enfermo. No tiene voluntad propia, lo único que sabe es reaccionar.

9

Al cuerpo le duelen las muelas; a la mente no le duelen las muelas, no tiene. La conciencia no tiene cáncer ni dolor, es consciencia consciente de dolores.

—*¿Quién está enfermo?*

2.ª sección: ADAPTARSE

1

Para poder *vivir experiencias* en el mundo concreto y material, El Espíritu, la Conciencia, la Vida utiliza un cuerpo concreto, material. La mente debe, pues, someterse a las necesidades biológicas del cuerpo material, del que se ha hecho dependiente.[1]

Y el cuerpo, para *sobrevivir*, tiene que adaptarse a cada instante al mundo exterior, del que es dependiente, con el fin de encontrar en él alimento, oxígeno, de protegerse...[2]

El «Yo» conoce a través del cuerpo.[3]

No es el cuerpo, pero lo utiliza.[4]

Tampoco es el alimento que el cuerpo necesita.[5]

2

El mundo exterior cambia sin cesar.

Las necesidades biológicas no cambian, son fijas y universales: comer, dormir, tener un territorio, referentes, seguridad...

---

1. Al igual que el conductor se somete a las leyes de su automóvil para poder disfrutar de un viaje.
2. Al igual que el automóvil tiene sus necesidades para poder continuar funcionando (gasolina, aceite, agua...).
3. A través de su automóvil.
4. El conductor no es el automóvil.
5. Ni la gasolina de ese automóvil.

La manera de satisfacer *socialmente* las necesidades cambia de una cultura a otra, de una época a otra: vegetariano, carnívoro, cazador-recolector, caverna, castillo fortaleza, monógamo, polígamo…

La manera de satisfacer *biológicamente* las necesidades estables en este mundo cambiante es siempre la misma: adaptarse.

La adaptación quiere decir que «*el cuerpo se transforma*»: bronceado porque hace demasiado sol, vómito por alimento indigesto, poliglobulia en altura debido a la falta de oxígeno…

3

El universo vegetal, animal, humano, evoluciona mediante los conflictos. Sin conflicto, nada cambia. Con el frío aparecen la tiritona, las pieles, la ropa, y se inventa el fuego.

Todo ha aparecido gracias a la resolución de los conflictos. Las sillas, los cubiertos, la música, los teléfonos, todo. Y las enfermedades también.[6]

Si existe esta forma concreta de mundo es porque hay conflicto. El que haya habido conflictos personales, transgeneracionales, es lo que hace que tu mujer o tu marido sea como es.

4

La evolución solamente es posible gracias a los accidentes.

El accidente y el imprevisto dramático son los únicos factores de evolución y de transformación de lo vivo: adaptarse, cambiar y evolucionar.

---

6. Éste es el tema del Proyecto-sentido descubierto por Marc Fréchet.

El accidente que rechazamos la mayoría de las veces, el imprevisto dramático, es el único factor de evolución, de transformación de lo vivo. Un único principio: la aceptación.

5

El accidente, lo imprevisto, ocurre a cada instante. Creemos que amenaza nuestra supervivencia, cuando es la Vida misma.

6

El único problema es el siguiente: mediante la enfermedad, el cuerpo del enfermo se adapta a un momento pasado, ya no lo está a la realidad, porque la realidad cambia a cada instante.

7

Adaptarse es cambiar, desmantelar, desestructurar lo que hasta ese momento funcionaba y ahora nos impide evolucionar.

8

Lo que hace posible el cambio es que todo es nuevo a cada instante.

9

«Todo se adapta a todo o desaparece».

«El que sobrevive no es el más fuerte, sino el que se adapta».[7]

---

7. Charles Darwin.

10

Adaptarse al cambio permite sobrevivir, mantenerse con salud, despertarse.

11

El cuerpo de hoy es el conjunto de todos los procesos eficaces de adaptación realizados desde su origen, desde su creación.

12

El cuerpo no es otra cosa que un conjunto de logros.

13

La razón del cambio: adaptarse al mundo exterior.

El mundo se mueve y nosotros con él, so pena de desaparecer.

14

El rechazo a cambiar es el crisol de los conflictos. El conflicto atrae nuestra atención sobre nuestro límite, nuestra inadecuación, nuestra negación a evolucionar, a aceptar.

15

El conflicto revela la distancia que hay entre la halagadora imagen que tenemos de nosotros mismos y el comportamiento real que es el nuestro, comportamiento emocional antes que ninguna otra cosa.

16

Lo ilusorio es lo más estable que hay, «el cambio es lo único constante».[8]

8. Siddhârta Gautama Buddha.

3.ª sección: LAS CONSCIENCIAS

1

La *consciencia corporal* de nuestras necesidades es una consciencia biológica. Puede conducir a la identificación con el cuerpo *(el automóvil en la metáfora que he puesto)*. Podemos tener, en ese espacio, la impresión de ser solamente materia.

2

Sentir emociones es estar en la *consciencia emocional* de nuestras necesidades, y dentro de ese espacio podemos identificarnos con nuestras emociones (es el caso, por ejemplo, de los depresivos, melancólicos y nostálgicos).

3

Pensar equivale a tener consciencia mental de nuestras necesidades.

4

Asimismo, cuando ponemos la consciencia en nuestros comportamientos, nuestra historia o nuestra experiencia energética, espiritual, tenemos la impresión de ser eso, es decir, de ser un ser mental, espiritual o energético… y nada más que eso.

5

La consciencia, por consiguiente, se limita a la sensación física, o a la experiencia intelectual, emocional, luminosa: «*Estoy* atascado, *soy* inteligente, estúpido, triste, alegre, sombrío, ¡o luz!».

6

¿Ser o tener?

¿Tengo consciencia de... o: *soy* consciente de...?

La consciencia *tiene* consciencia del problema, pero *no es* el problema.

7

Hay varias consciencias.

Existe la consciencia *en* el objeto material, en el objeto emocional, etc. Se trata, en esos casos, de la consciencia intelectual, consciencia corporal, consciencia sexual, consciencia energética, consciencia afectiva, consciencia espiritual, consciencia visual, estomacal, pulmonar, etc.

Existe también, y sobre todo, LA CONSCIENCIA en la que aparecen los objetos tales como la sensación, el pensamiento, la emoción...

8

—*¿De qué no eres consciente en este mismo momento?*

4.ª sección: LAS NECESIDADES BIOLÓGICAS

1

La enfermedad corporal tiene como origen la *consciencia dentro de* la materia.

Consciencia que inicialmente se ha limitado a una necesidad biológica no satisfecha, y que después se ha rehuido, convirtiéndose en sensación, consciencia biológica, neurovegetativa, emoción, inconsciencia psíquica y más tarde síntoma físico, pesadilla, lapsus.

2

El trastorno emocional (depresión, histeria, ira, estado límite, fobia…) es una consciencia *emocional* de una necesidad biológica no satisfecha.

La enfermedad psíquica es una *consciencia psíquica* de una necesidad biológica no satisfecha.

Un fracaso profesional, sentimental, social es una expresión profesional, sentimental, social, de una necesidad biológica no satisfecha.

3

La causa de todo conflicto, como de todo comportamiento, procede de una necesidad biológica no satisfecha; en otras palabras: *la realidad del mundo exterior no ha podido satisfacer nuestras necesidades.* Pero la realidad exterior no es ni física, ni emocional, ni psíquica.

Física, emoción, psiquismo... son *nuestras* realidades internas, limitadas a una consciencia momentánea. Es decir, a nuestra percepción.

4

La enfermedad es consciencia encerrada.

5

Estás enfadado, amedrentado, asqueado...; si estás con estrés, es que estás en modo supervivencia.

6

Detrás de todo conflicto hay una necesidad no satisfecha.

7

El lenguaje del cuerpo, nuestros pensamientos y nuestras palabras tienen todos como origen una necesidad biológica, resuelta o no.

5.ª sección: LA PERCEPCIÓN

1

A. El cuerpo reacciona al mundo exterior y al mundo interior.
B. Reacciona del mismo modo a los acontecimientos y a los pensamientos.
C. Los fenómenos externos pasan por el filtro de nuestros pensamientos, de nuestras creencias y de nuestra percepción.
D. Pero de hecho, desgraciadamente y la mayoría de las veces, el cuerpo no conoce el mundo exterior. El cuerpo solamente conoce la construcción que el mental le impone, llamada mundo exterior.

A. B. C. D. ¿Crees realmente que percibimos todos el mundo de la misma manera?

2

«La realidad es simplemente una ilusión, aunque muy persistente».[1]

3

No reaccionamos al mundo exterior, o poco; ¡reaccionamos a nuestra propia percepción de éste! Al filtro de la percepción.

---

1. Albert Einstein.

4

Nuestras percepciones desvían el curso de nuestros pensamientos. Y nuestros pensamientos inducen nuestras percepciones.

5

«Mira esa rosa que está encima de la mesa, es única. Porque has de saber que *mi* rosa no es *tu* rosa».

Cada uno lee *su* Biblia.

6

Tal como somos nosotros, así vemos el mundo.[2]

7

La percepción lo es todo.

Tu percepción es tú.

8

El mundo al que llamas exterior está en ti.

9

Percibir es crear *de verdad* nuestros sueños y nuestras pesadillas.

---

2. «Conocer es ser»: Svami Prajnanpad.

10

Nuestras percepciones provocan decisiones, emociones, enfermedades y comportamientos adaptativos. Y curaciones.

11

El filtro de tu percepción se llama tu historia personal.

12

¡Eres todo lo que no has resuelto!

13

Sin que tú lo sepas, para bien y para mal, tu educación, tu pasado personal, el familiar, el del país en el que resides, toda la historia, de hecho, te impone filtros selectivos. Tú tan sólo percibes lo que puedes percibir, nada más, y de manera deformada, con borrados, añadidos y distorsiones de una realidad que nadie conoce.

14

Protégete de lo exterior todo lo que quieras, el conflicto viene de tu interior, tanto de tu percepción como de tu historia.

15

¿Lo REAL? ¿Qué REAL? ¿El tuyo o el mío?

Nadie está de acuerdo con nadie.

¿Tiene alguien la única verdad?

Otra persona, sabia, ¿tendría sobre lo que ha ocurrido la misma opinión que la tuya?

16

—*¿Estás siempre de acuerdo contigo?*

17

La enfermedad da igual.

Ocúpate del enfermo.

Es decir, de su universo interior, de su percepción de la realidad que para él *es* la realidad.

18

Todo cambio (terapia, evolución, despertar) es un cambio de percepción y de creencias (relativas a uno mismo, a los demás, a la vida, al mundo, al futuro).

19

Los 3 principios de la terapia:

✓ VOLVER A INTRODUCIR MOVIMIENTO, porque todo problema es inercia; el tiempo se ha detenido.

✓ CAMBIAR EL SOPORTE DE LA EXPERIENCIA, porque el problema no es el problema, sino su soporte.

✓ CAMBIAR EL ÁNGULO DE PERCEPCIÓN, porque el problema es el observador, no lo percibido.

20

«Si las puertas de la percepción estuvieran limpias, cada cosa se le aparecería al hombre tal como es, infinita».[3]

21

Percibir es crear.

3. William Blake.

6.ª sección: LOS DESEOS

1

El cuerpo reacciona de manera natural a todo cambio exterior. Si hace frío, tiembla. Si hace calor, transpira. Si toma veneno, vomita. Si hace sol, se broncea…

Tiene las mismas reacciones frente a un estímulo virtual. Le es imposible establecer la diferencia entre real y virtual, cierto y falso, mentira y verdad.

2

La reacción del cuerpo, al igual que la enfermedad física, emocional, psíquica o comportamental, es la adaptación a un cambio repentino del mundo exterior. Cambio que amenaza a nuestra supervivencia, a nuestro confort. Por lo menos eso es lo que nosotros creemos.

3

La intención del cambio corporal (bronceado, transpiración…), al igual que la de la enfermedad, es mantener, recuperar o satisfacer una necesidad biológica, como protegerse del calor, del sol, alimentarse o tener una relación.

Es una reacción de adaptación a un cambio imprevisto, a un conflicto.

4

El código de las enfermedades está en el sentido biológico de los órganos.

5

Confundimos necesidades y deseos.

6

Las necesidades son objetivas, reales; sin gasolina, el automóvil no avanza; sin oxígeno, sin alimento, las células sufren y después mueren. Los deseos y los antojos son lujo; pertenecen al ámbito de lo mental, del ego, de lo ilusorio; son nuestra principal fuente de sufrimiento, porque nunca se satisfacen, o no durante mucho tiempo, o no totalmente.

Necesito agua, me apetece un refresco.

7

Si mis *apetencias* no quedan colmadas, ¡mi cuerpo sufre como si dejara de satisfacerse una *necesidad* y por ello se viera amenazada mi supervivencia![1]

8

Hay dos orígenes para el sufrimiento: el primero es cuando nuestros deseos no se realizan. El segundo es cuando sí se realizan.

1. ¡¡Sí, sí!! ¡Se vive muy bien sin tele ni hamburguesas!

9

Los instintos no nos esclavizan, los deseos sí.

10

«Una vez desvanecidos todos los deseos, la consciencia se desvanece también, y lo que queda es la realidad».[2]

11

Obsérvate cuando tomas una decisión, cuando haces algo; ¿es para satisfacer tus necesidades o tus deseos?

12

Durante todo el tiempo que paséis dirigiéndoos hacia las cosas agradables, nunca ocurrirá nada nuevo.

---

2. Nisargadatta.

7.ª sección: EL CONFLICTO

1

El **conflicto** es interno. No procede de un evento desagradable y externo.

2

El conflicto es el encuentro entre un acontecimiento repentino, externo (se queda atascado el ascensor) y una necesidad biológica interna, estable (respirar, moverse). Se trata de un acontecimiento concreto, fechable en el tiempo y localizable en el espacio. Debido a este imprevisto, una necesidad (o un deseo) ya no pueden ser satisfechos.

3

La situación exterior dramática, tanto si está acabada concretamente como si no, arreglada o no, no lo está forzosamente en el nivel emocional ni en el de los pensamientos, las creencias y las decisiones consiguientes.

4

Objetividad no es subjetividad.

La guerra ya acabó, pero yo sigo teniendo miedo a los extranjeros. Después de doce horas de lucha, finalmente salí vivo del útero de mi madre; no obstante, llevo cuarenta años sintiéndome permanentemente *atascado*.

5

El inconsciente hace que dure años lo que sólo duró unos minutos. Tanto lo positivo como lo negativo.

6

El inconsciente hace evolucionar en el tiempo, transforma eso que duró unos minutos.

7

¡Nos pasamos años, a veces una vida entera (y más), reaccionando a aquello que duró unos minutos y que nuestro inconsciente ha transformado…!

Hum…

8

Cuanto más metidos estamos en nuestros caprichos –es decir, en la dependencia de nuestras apetencias y nuestros deseos–, más riesgo corremos de quedar frustrados.

9

Porque la realidad no está para colmar nuestros caprichos, sino nuestras necesidades.

10

Cuanto menos aceptamos (nuestra percepción de) la realidad, más estrés y conflicto genera ella. E inmediatamente, como última adaptación, rechazamos tanto la realidad del instante como la emoción suscitada.

11

Cuanto menos se acepta, más se rechaza.

Cuanto más se rechaza, más activo está.

12

Porque el cuerpo físico, el emocional y el psíquico continúan reaccionando a la historia como si aquello siguiera desarrollándose en este momento (como un insomne que se quedó atascado en el útero y que lleva cuarenta años intentando, todas las noches, desprenderse).

Y eso, mientras el drama no se haya compartido, mientras lo viva y lo sienta solo (estoy solo).

Nadie sabe lo que he vivido.

Nadie procura saberlo.

Nadie quiere saberlo.

Nadie sabrá jamás lo que yo viví.

13

Cuanto más consciente vuelva a ser la historia, menos activa estará.

14

Cuanto más se comparta la historia, menos activa estará.

8.ª sección: LA EMOCIÓN

1

La emoción te cuenta una historia.

2

La memoria es la emoción. La emoción es la memoria.

3

Un instante vivido sin emoción jamás se memoriza.

4

La emoción crea un recuerdo.

5

Los recuerdos son recuerdos de emoción.

6

Nuestra memoria está asociada a nuestras emociones agradables y desagradables, conscientes e inconscientes.

7

Podemos sustituir la palabra «memoria» por «objeto». Estamos rodeados de objetos, de músicas, de anclajes, de recuerdos conscientes e inconscientes, de estímulos, de regalos.

Esos objetos están asociados a nuestras emociones agradables y desagradables, conscientes e inconscientes.[1]

La mayoría de los objetos que nos rodean son recuerdos de emoción.

Objeto, actividad, también las personas que nos rodean.

8

Toda emoción es una regresión.

Nos devuelve a la primera vez en la que sentimos eso.

9

Las emociones tienen a veces un aspecto tiránico. ¡Nos obligan a vivir acontecimientos, a provocarlos con el fin de volver a sentir esa emoción!

Ejemplo: en el fondo de mí tengo ira. Ocurra lo que ocurra, me quejo. Atraigo a personas que se corresponden con situaciones de traición para luego poder montar en cólera.

10

Cuando sentimos una emoción, tenemos la misma edad que cuando sentimos esa emoción por primera vez.

1. La famosa magdalena de Proust en *En busca del tiempo perdido.*

11

Tenemos la edad de nuestras necesidades insatisfechas, de nuestros aprendizajes, de nuestras primeras emociones.

12

Tenemos la edad emocional de nuestros traumas.

13

Todo exceso es una memoria.

14

No hay emociones sin sensaciones corporales.

15

Hablo de las emociones primarias biológicas, de los *resentires*.[2]

Las *falsas* emociones, secundarias, de superficie, son emociones sociales fabricadas para que se las crea el otro, son pantallas. Por ejemplo: en el fondo, a raíz de tu partida, me siento triste, pero expreso ira para ocultar mi tristeza.

---

2. Dentro de la Descodificación Biológica, el término *resentir* designa la emoción inconsciente que queda impresa en la biología tras vivir un *bio-choc*, o sea, un impacto emocional traumático. A pesar de la semejanza del término, no tiene ninguna connotación de *resentimiento, rencor* o nada similar. *(N. de la T.)*

16

Los *resentires*, las emociones y las sensaciones desagradables son las huellas conscientes de necesidades biológicas (caprichos – apetencias – deseos) no satisfechas. Y las agradables lo son de necesidades biológicas (y de caprichos – apetencias – deseos) satisfechas.

17

La desdicha es una felicidad que se detuvo por el camino.

18

Resentir es ser frágil, hacerse vulnerable.

19

Nunca, jamás, tenemos que justificar nuestras emociones. Sentimos eso y ya está, es así, punto.

20

Cuanto menos se expresa la emoción negativa, más se vive como dramática.

21

Tener emociones consume mucha energía.

No expresarlas, aún más.

22

Uno de los delitos más banales y más cotidianos es impedirle a alguien que exprese sus emociones.

23

Todo lo que se expresa ya no queda impreso en vuestro cuerpo.

Cuando la emoción se expresa, se transforma, al igual que el cuerpo que la siente.

24

Expresar las emociones tiene virtudes profundas y duraderas.

25

Todo lo que está en el exterior ya no está en el interior. Todo lo que está fuera ya no está dentro.

26

Toda desgracia compartida se reduce a la mitad, así que continuad compartiéndola y desaparecerá. Toda dicha compartida aumenta al doble.

27

Expresar nuestras emociones no es un lujo, es una exigencia vital, una necesidad fundamental.

28

Háblame de ti de verdad.

29

La más nociva de nuestras emociones es aquella que tenemos *a propósito* de nuestras emociones y que las censura, como, por ejemplo: *vergüenza* por estar triste, *culpa* por sentir ira.

30

Nuestras emociones son el guion ortográfico que nos une, nuestro amigo, nuestro vehículo, nuestro pretexto.

31

Aprended a amar vuestras emociones, todas y cada una, alegría, felicidad, miedo, ira…, acogedlas a todas, amadlas a todas, ellas os responderán a su vez. Amad vuestras experiencias, todas ellas responderán también. Amad vuestro cuerpo. Amad vuestra vida. Ocurra lo que ocurra, aceptad, acoged, amplificad para después atravesar sin deteneros.

9.ª sección: EL INCONSCIENTE

1

La emoción nos hace frágiles, vulnerables.

Así que se la ocultamos a los demás y a nosotros mismos.

¿Dónde? En el cuerpo físico, neurovegetativo, en nuestra materia. En el inconsciente, es decir, en la consciencia biológica.

2

El inconsciente fue un hijo del consciente.

3

EL INCONSCIENTE no nace inconsciencia, ¡nunca! Un día fue CONSCIENCIA. Siempre.

Ejemplo: tengo dos años, y con mi consciencia de niño, tengo consciencia de que papá habla fuerte, de que mamá llora y de que están pasando un mal rato y hablan de mí. Yo no sé qué hacer con ese estrés, cómo integrarlo. La última solución, entonces, es reprimirlo, meterlo en el inconsciente, para poder continuar viviendo momentos presentes sin esa perturbación que no tiene solución.

Después, lejos de ahí en el tiempo, ese inconsciente resurge en una transposición consciente; una enfermedad, por ejemplo, o una fobia.

Así, ese consciente reactivo, el más frecuente, es hijo del inconsciente.

4

La inconsciencia es la consciencia bloqueada en el pasado.

5

Nosotros (la historia) huimos (resistencia) de cierta idea (incertidumbre) virtual del mundo (ilusión de nosotros mismos) que hemos creado en otro momento de nuestra vida. Increíble, ¿no?

6

Somos esclavos de nuestro inconsciente, nunca de nuestro consciente.

7

El inconsciente es el embustero más constante que hay. El yo también, por cierto.

10.ª sección: LA ENFERMEDAD

1

Patología

—Pato:

Del griego antiguo πάθος, páthos: pasión, emoción, énfasis, lo que experimentamos; todo lo que afecta al cuerpo o al alma, para bien o para mal.

logía, logo: palabra, estudio.

Etimológicamente quiere decir:

estudio de nuestras pasiones

palabra, expresión de nuestras pasiones, de nuestras emociones fuertes.

2

La enfermedad, la patología, es la expresión de nuestras emociones; es el cuerpo el que habla de nuestras pasiones.

3

Nuestras emociones tienen numerosas puertas de salida, voces y vías de expresión.

4

Lo que provoca tus emociones, tus enfermedades, está dentro de ti…, pero no es tú, se llama tu historia.

5

¿La enfermedad? ¡Es una historia como otra cualquiera!

6

La enfermedad es una sanación superficial, limitada, mientras esperamos a que cambie el exterior.

Me obligan a digerir lo inaceptable: me entra diarrea.

Me amenazan con dejar de quererme si muerdo: se me descarna la base de los dientes.

Me gritan: me quedo sordo.

Tengo miedo a morir: produzco más cantidad de pulmones.

Carezco de alimento: más hígado.

Me siento sin calor, sin amor, solo: produzco fiebre, sofocos.

7

La enfermedad es una solución como otra cualquiera.

8

La enfermedad es una transposición simbólica de una solución que en la realidad resulta imposible.

9

Todos nuestros comportamientos, sean cuales sean, están en coherencia con nuestro inconsciente, nuestra historia y nuestras percepciones. Están ahí para garantizar nuestra supervivencia, nuestra seguridad, y nuestras necesidades (o apetencias).

10

Todo es solución.

11

El inconsciente elige siempre el menor estrés.

La finalidad de todos nuestros comportamientos, de todas nuestras enfermedades, y del inconsciente, es disminuir el nivel de estrés consciente.

12

Todo problema consciente, toda enfermedad, aparece para evitarme algo peor.

13

Todo problema aparente es una solución oculta.

14

El problema aparente, consciente, es la sanación de otra cosa inconsciente.

15

La enfermedad viene a sanarme de un mal más profundo.

16

Lo que hoy tomo como un problema, ¿qué me permite evitar?

Lo que te incomoda ahora, aquí mismo, ¿qué otra cosa peor te evita?

17

¡La creación y el mantenimiento en el tiempo de un problema es todo un arte!

Aquello a lo que, en nuestra ignorancia, llamamos un problema, una enfermedad, un sufrimiento, un límite, un fracaso, es en realidad un logro inconmensurable, una dicha perfecta, una obra de arte, una lealtad, una obediencia, una sumisión, un hipotecar nuestra existencia, nuestra felicidad.

18

Hay que tener un conflicto activo importante y permanente para pasarse uno toda su vida vendiendo zapatos, tirantes, cochecitos o pepinillos, para escribir constantemente libros o leerlos.

19

Lo que llamamos «*inútil*» solamente es algo *inutilizado.*

20

No son vuestros problemas lo que rechazáis, es lo que rechazáis lo que se convierte en un problema.

21

Frente a la enfermedad, ¿marchar a la guerra o ser su alumno, su amigo?

22

Elige estar en la escuela de un maestro exigente e imprevisible: la enfermedad. Con ella, no hay complacencias ni huidas. Con ella, siempre es demasiado tarde para contarse uno mentiras y creérselas. Ella nos lleva a un lugar de vulnerabilidad benéfica cercana al amor y en él encontramos más vida; si es cercana al sufrimiento, más luz; si es cercana a la pérdida, a la aniquilación, finalmente nos reencontramos; porque nosotros residimos detrás de todas nuestras máscaras.

23

«La cantidad de amor que nos tenemos a nosotros mismos y la cantidad de satisfacción que puede dar o no la situación exterior determinan juntas la enfermedad o la salud».[1]

24

La vida os ha conducido hasta hoy.

25

Mis enfermedades me han hecho atravesar paisajes interiores de los que no tenía ni idea. He descubierto que el mundo es

1. Svami Prajnanpad en *L'art de voir.*

en relieve y que el aire inspirado tan sólo se inspira una vez. Y descubro lo que queda cuando ya no queda nada más.

26

La enfermedad es una señal en la que te puedes apoyar para tu transformación.

27

La enfermedad es una metáfora de mi reacción a algo externo y pasado.

28

El síntoma es el hilo conductor que me guía al conflicto no resuelto, es su memoria.

29

La enfermedad es pasado en el lecho del presente, un ropaje como cualquier otro.

30

El desorden es orden diferente. La enfermedad es salud disimulada.

31

La enfermedad no se invita ella sola a nuestro cuerpo, es invitada a él, deseada.

32

La enfermedad está para atraer nuestra atención hacia:
nuestra inadaptación al mundo,
nuestro rechazo de una parte de la realidad,
nuestra negación de la impermanencia,
nuestras identificaciones.

33

La memoria nos permite sobrevivir y estar enfermos.

34

Las soluciones del pasado se han convertido en los problemas del presente.

La solución positiva de un momento se convierte en un límite negativo al instante siguiente.

35

La enfermedad es la expresión de un conflicto biológico no resuelto.

36

Estamos enfermos por falta de vocabulario.

37

No digas con emoción unas cuantas palabras que no te implican, di tu emoción.

No digas con ira: «Llevo una hora esperándote». Di: «Me siento enfadado».

38

La enfermedad es la solución de adaptación a una situación no aceptada.

39

La enfermedad es una metáfora, la de un instante olvidado.

40

La enfermedad es pasado atascado en el cuerpo.

41

La enfermedad es un *resentir* que se ha vuelto inconsciente, que se ha introducido en la biología.

42

La enfermedad se mantiene viva por el rechazo a crecer, a cambiar.

43

La enfermedad es el ego.

44

La enfermedad es un pedazo de tu historia bloqueado en tu cuerpo.

45

La enfermedad es una pesadilla que ha tomado posesión de tu cuerpo.

46

«No es la neurosis lo que hay que curar, es ella la que nos cura a nosotros».[2]

—*¿De qué?*

—*De la historia conflictiva, emocional, de nuestra identificación a la historia.*

2. Karl Gustav Jung.

11.ª sección: LA REALIDAD

1

El único conflicto que existe:

El rechazo de la realidad, o de una parte de la realidad, de lo que está ocurriendo en este momento.[1]

2

La única locura que existe. «La realidad no coincide con lo que yo decido que debería ser, con mis creencias, de modo que esto no existe, lo niego, lo expulso de mi conciencia cuando no puedo hacerlo desaparecer del universo».

3

Rechazamos la realidad porque rechazamos el *cambio* de la realidad.

4

El rechazo de la realidad trae consigo inmediatamente un encogimiento de nuestra consciencia. De nuestra disponibilidad.

1. Una de las expresiones de esto es la hiperacidez del cuerpo.

5

La realidad siempre tiene razón. Tú no.

6

Existen tres estrategias de adaptación:

A – Acepto lo que es, ocurra lo que ocurra. En ese caso, me encuentro bien[2] (la vida me transforma según su realidad).

B – No lo acepto, y entonces eso provoca en mí una emoción. Me encuentro mal y lo expreso totalmente. Y vuelvo a encontrarme bien.

C – No acepto lo que ocurre en el exterior, me encuentro mal; no expreso nada de lo que ocurre en el interior, de lo que siento, y estoy todavía peor; mi cuerpo produce una enfermedad como último procedimiento de adaptación. Conscientemente me encuentro bien e inconscientemente mal.

No acepto lo que ocurre:

✓ despido, muerte de un ser querido, insulto, imprevisto, separación…

✓ porque una de mis necesidades ya no está satisfecha:

- seguridad (bronquios), amor exclusivo (venas coronarias), contacto (epidermis), libertad (alvéolos), tener referentes fijos (riñones), potencia (músculos), valor en mi familia (sangre), proyectos (nervios), dirección (suprarrenal), estima (tálamo), tiempo (tiroides)…

2. Vivir no es satisfacer todos nuestros deseos, es aceptar nuestras frustraciones.

- ✓ pero la mayoría de las veces esto procede de mi percepción subjetiva y limitada de lo que ocurre, porque:
    - el mundo exterior es inocente, tanto de nuestras desgracias como de nuestras dichas;
    - nadie conoce el mundo objetivo exterior, todo transcurre como si éste no existiera. Tan sólo existe el mundo subjetivo, interior.

7

¿En qué momento estamos en contacto con la realidad? Tan sólo estamos en contacto con nuestras necesidades, nuestros deseos, nuestros valores. Con nuestra cultura. Con nuestra historia, nuestras proyecciones. Nuestros mitos personales. Nosotros.

8

¡Creemos estar mirando por la ventana, cuando nos pasamos la vida frente a un espejo!

9

Jamás reaccionamos a algo externo, reaccionamos a algo interno.

Reaccionamos a algo que creamos nosotros mismos y que procede de nuestra historia.

10

El conflicto empieza en ti y no en el exterior.

11

Me protejo de un problema virtual que un día inventé y luego introduje en mi inconsciente.

Creamos un problema con el fin de buscarle solución.

12

Creo permanentemente un mundo «exterior» mediante mis percepciones, con el fin de que satisfaga mis necesidades o mis caprichos. De que satisfaga mis conflictos adorados, acostumbrados, que son mis referentes.

Por ejemplo: mi madre me abandonó de bebé, así que busco mujeres que –esto lo sé inconscientemente– me abandonarán algún día.

13

Sufro, caigo enfermo y muero debido a acontecimientos que tan sólo existen a través del filtro de mi percepción, y que son dramáticos porque no satisfacen mis deseos inútiles para mi supervivencia.

14

Soy víctima hoy de una ilusión que creé ayer.

15

¿Qué hacer para poder adaptarnos a los problemas que un día nos inventamos para que ocuparan el lugar de la realidad?

¿Para satisfacer las necesidades que creemos tener y que no tenemos?

16

No acepto mi percepción de la realidad que creé anteriormente para mantener viva mi neurosis.

17

«La enfermedad es nosotros mismos en tanto en cuanto "otro" al que procuramos apartar».[3]

3. Jung Karl Gustav.

12.ª sección: EL INSTANTE

1

El ser humano no puede hacer otra cosa más que vivir un instante cada vez. ¡Intentadlo!

2

Y un instante de cambio llega en un instante.

3

Estando en «ahora», ¿qué decir? Nada. ¿Qué pensar? Lo mismo. Una palabra te aleja del ahora y el pensamiento te separa.

4

Sé igual que el niño que no tiene sino el instante presente como única memoria.

5

No hay nada más profundo ni más esencial que la experiencia siguiente: por primera vez tomo conciencia de que…

13.ª sección: EL PENSAMIENTO

1

El pensamiento es uno de los mecanismos de defensa más importantes.

2

Nuestras creencias ocupan el lugar de la realidad.

3

El pensamiento ocupa el lugar de la realidad exterior.

4

El pensamiento te cercena de lo que ocurre a tu alrededor.

5

El pensamiento te cercena de la empatía y del amor.

6

El pensamiento es una estrategia para evitar el sufrimiento, para evitar el conflicto que él mismo crea, sin saberlo.

7

El mental es una invención del cuerpo emocional para que nos olvidemos de él.

8

La objetividad es el mejor argumento, la mayor mentira del mental para renegar de sus emociones.

9

O comprendo o amo.

10

Es imposible ser y tener la propia conciencia puesta al mismo tiempo en la cabeza y en el corazón; elegimos.

11

¿Qué eliges: pensar o ser en relación con lo que es?

12

El pensamiento tiene un aspecto autoritario, convincente.

13

¿Quién inventó el pensamiento?

¿Tú?

No, por supuesto que no.

14

Confundimos lo que pensamos con quiénes somos.

15

El mundo se comprende con la cabeza; el mundo se experimenta, se verifica y se integra con el cuerpo.

16

Cuantos menos conflictos tenemos, menos pensamos, porque en el origen de cada pensamiento hay un conflicto.

17

El pensamiento automático viene del pasado.

18

«¡Un pensamiento viene o aparece cuando no ves las cosas como ellas son, sino que intentas hacerlas como a ti te gustaría que fueran!

»El mental solamente funciona a partir de conceptos, de ideas, de símbolos, de convenciones y de reglas sociales, y en ningún caso con la vida en sí».[1]

1. Svami Prajnanpad.

14.ª sección: DUALIDAD

1

¡Somos esquizofrénicos por naturaleza! Qué locura, ¿no?

2

Tienes que elegir, ¡es así! O eres inteligente o estás enamorado.

3

Nuestro drama es que en nosotros conviven dos lógicas:

- ✓ Una consciente y la otra inconsciente,
- ✓ una racional y la otra emocional,
- ✓ una mental y la segunda biológica,
- ✓ concreta y abstracta,
- ✓ el adulto y el niño,
- ✓ el cerebro y el cuerpo,
- ✓ en referencia al exterior y en referencia al interior,
- ✓ adaptada a la norma social, la educación y el orden o espontánea.

4

¿Cómo se comunican en nosotros estas dos lógicas?

¿Bien, en armonía, complementarias? ¿O en conflicto, en guerra?

5

¿Quién decide caer enfermo, tener un pensamiento negro, un comportamiento de fracaso o compulsivo? No la razón, ni el consciente, sino la emoción, el inconsciente, la biología, nuestras memorias.

¿Quién decide la mayoría de las veces nuestras vacaciones, nuestros encuentros, nuestros compromisos? Igual.

—*¿Quién decide seguir leyendo esta frase hasta la interrogación e incluso más allá?*

Hum…

15.ª sección: LA IDENTIFICACIÓN

1

Sé consciente de que tienes una enfermedad.

De que ésta tiene un sentido biológico: sobrevivir, adaptarnos.

De que procede de una necesidad biológica no satisfecha: un deseo.

Que ha generado una emoción conflictiva: un *resentir* primario.

Surgido en un instante desencadenante: el *bio-choc*.

A raíz de un instante de programación.

Pero, mucho antes del conflicto de programación, existió el preconflicto. Se trata de una creencia limitante y de la identificación.

2

Para vivir mal la pérdida de mi trabajo, hace falta necesariamente que yo a éste le dé importancia.

3

¿Por qué todo esto cuenta para mí? ¿Y no para ti? Porque yo, en ello, he puesto un pedazo de mí.

4

Sanar de una enfermedad es más que sanar el cuerpo; es sanar de nuestra identificación con lo que no es nosotros, sanar de nuestra historia.

El otro se va y yo me siento abandonado. A condición de que yo sea dependiente de esa relación. De que ella tenga importancia para mí. De que un pedazo de mí esté en el otro.

Antes de todo eccema se encuentra un conflicto de separación y antes de toda separación un preconflicto, una dependencia de la relación. De esa relación.

5

Al principio somos el niño vestido con lindos colores, sonriente frente al fotógrafo. Y después nos convertimos en el vestido. Nos convertimos en la foto. Nos convertimos en la mirada de nuestros padres mirando la foto. Nos convertimos en su placer.

6

En nosotros, esa pulsión incontrolable, involuntaria, de ser lo que no somos, de identificarnos a tantas cosas posibles, que están fuera de nuestro control.

7

Todas las enfermedades de los seres humanos proceden de la identificación con lo que no son: un personaje.

8

Ésa es la gran ilusión, fuente de sufrimiento: me vuelvo dependiente de una historia que me cuento a mí mismo como si el escritor creyera en la realidad de sus personajes, de sus invenciones, ¡y llorara cuando muere uno de sus personajes!

9

¿Estás identificado con otra cosa que no seas tú?

10

El pasatiempo favorito del «yo» es identificarse con lo que él no es.

11

El objetivo de la identificación es la construcción de la imagen de uno mismo: el ego. Buscamos en cada instante mantener una imagen valorizadora de nosotros mismos.

12

Nos pasamos nuestra vida egótica identificándonos con algo externo a nosotros con el fin de construir una imagen positiva de nosotros mismos en el interior del otro.

13

Buscamos identificarnos con algo estable en el tiempo.

14

Toda identificación es frágil porque todo objeto es frágil, no dura.

15

Di: mi – mis, y ya está hecho el juego de magia. ¡Inmediatamente somos alguien!, gracias a un simple adjetivo posesivo.

16

En cuanto completas «soy…» con algo, estás inmerso en la identificación con un objeto.

17

Convertimos la permanencia y la propiedad en un ídolo.

18

De todo aquello con lo que te has identificado eres dependiente, has puesto en ello un trozo de ti.

19

Tú no te crees que eres tus opiniones, espero.

¿Dejas que tu coche te diga quién eres?

20

No soy yo quien posee un tesoro, el tesoro me posee a mí.

21

Todo el mundo es esclavo inconsciente de lo que posee.

22

Somos dependientes de nuestras identificaciones con lo que no somos.

23

Debo ser esclavo de la leche, pero no del seno (¿necesidad o deseo?).

24

Los personajes que creamos para que los demás nos amen o nos acepten se transforman en enfermedades. Los ángeles en demonios.

25

La enfermedad no es más que uno de los atributos del personaje que interpretamos a nuestro pesar; manifiesta la identificación con lo que no somos: nuestras emociones, nuestras creencias, nuestra profesión, nuestra familia, nuestro cuerpo, nuestro país…

26

A quien le duelen las muelas no es a mí, quien tiene dolor de muelas es mi historia.

27

¿Quién está enfadado? La pregunta en realidad sería: *¿De dónde* viene tu ira? ¿De qué historia, de qué aprendizaje?

Responde y descubrirás aquello con lo que te identificas.

28

Tú eras antes de creer ser esto o aquello.

29

Elige entre repetir tu guion, cambiarlo o… mirarlo.

30

La Patología es una falta o un exceso de fisiología (ej.: sordera, descalcificación e hiperacidez, temblor, sudor, tumor), una sobreadaptación.

Una sobreadaptación del personaje que no soy, para mantener la necesidad que no tengo y que creo amenazada por una realidad que es subjetiva.

31

La única identificación estable será tu identificación con la impermanencia.

32

Desidentificarse para dejar de depender de la imagen de sí mismo. Ser impermanente, es decir nadie, es decir todos los personajes a la vez.

33

Aquello que en ti se identifica desaparecerá, morirá. Lo que tú presientes de impersonal en ti no tiene ni principio ni fin.

34

El problema no es tanto identificarse o no identificarse, es ser demasiado serio.

16.ª sección: IDENTIDAD

1

¿Quién eres?

Necesitas al otro para contestar a esto, tus amigos, tus padres, el psicoanalista, Dios.

2

«La terapia es pasar del objeto al sujeto»;[1] del objeto del inconsciente al sujeto consciente.

3

Cambiar permite seguir siendo uno mismo.[2]

4

La construcción y la deconstrucción de nuestra identidad son necesarias, pero no en el mismo momento.

5

Cuando éramos embriones no teníamos nombre, ¿y qué? Éramos.

---

1. Marc Fréchet.
2. Refrán alsaciano.

6

¿Hay alguien que viva en las dos letras YO?

7

¡El Yo es soluble!

8

Tú eres tú cuando no lo sabes.

9

No te busques en ningún otro lugar que en el instante.

17.ª sección: DISOCIADO

1

Estamos en exilio de nosotros mismos hasta que la enfermedad nos devuelve a nosotros mismos.

2

La enfermedad viene para llevarnos de vuelta a casa, al interior de nuestro cuerpo, de nuestra vida, de nuestro ser, del presente. Tú ignoras que tienes estómago hasta el día en que te duele.

3

Escúchate antes del dolor.

4

Vivimos nuestra vida interior, nuestras necesidades, nuestros sueños y nuestras emociones por procuración: a través de los espectáculos, de las competiciones deportivas, de los artistas que sí expresan sus emociones, porque la sociedad normativa nos aleja de nosotros mismos.

5

Vivimos afuera de nosotros mismos, de nuestro cuerpo, de nuestros deseos, de nuestra vida.

Vivimos en el pasado, el mental, la Historia, las historias.

6

Estamos asociados a aquello que no somos. Nos tomamos por otro. Nos identificamos con nuestra historia, con nuestras heridas, con nuestros actos o con lo que los demás quieren que seamos. Cuando esa identidad es insoportable, nos lo ocultamos.

Después, un día, debido a la terapia, la meditación o la gracia, tomamos distancia, nos disociamos de quien no somos. Observamos al personaje, como en el teatro.

Y así recuperamos nuestro centro.

7

Una cosa siempre habla de otra cosa distinta a ella misma.

18.ª sección: EL PASADO

1

Estamos casi todo el tiempo en referencia con el pasado.

Soy pequeño, estoy traumatizado por el entorno; surge en mí una emoción que rápidamente se convierte en una memoria, un aprendizaje.

Me hago adulto, el entorno ha cambiado, la emoción no.

Por ejemplo: de pequeño, en la escuela se olvidan de mí y me siento solo; hoy, siento que estoy metido en el fondo, siempre solo, incluso en medio de todos.

2

Con ocasión de cada trauma, el tiempo se detiene para una parte de nosotros.

Cuando me cruzo con un perro, tengo la edad en la que me encontré con un perro por primera vez.

3

Vivimos una vida racional de adultos con la edad emocional de un niño.

4

Una enfermedad es una emoción del pasado que se ha detenido en unas cuantas de mis células.

5

La mayoría de nuestros comportamientos, nobles o vulgares, tienen como fuente nuestra historia. Instantes en los que una parte de nosotros queda bloqueada. Y revivimos sin fin ese instante en cuanto vuelve a aparecer el estímulo del pasado.

6

Nuestro cuerpo conjuga el pasado en el tiempo del presente.

7

Tenemos la edad de nuestros aprendizajes.

¡La historia! ¿Ser su esclavo o su cómplice?

8

El inconsciente es la *Summa* de todo lo que hemos aprendido.

9

«El conjunto de las experiencias pasadas hace que mi estado presente refleje la historia de esa continuidad».[1]

1. Matthieu Ricard.

10

«Nuestro sujeto no tiene problemas, tan sólo tiene memorias que lo justifican por todas sus proyecciones, por sus reajustes».[2]

11

El mundo exterior es un activador de memorias.

12

No percibimos el mundo exterior; proyectamos nuestra memoria sobre el mundo exterior.

La percepción nuestra no es pasiva, como la de una cámara, sino activa.

13

Todo transcurre como si el mundo exterior fuera una sábana blanca, una pantalla, y nuestra memoria la película.

14

A cada instante activamos y transformamos nuestra memoria.

2. Marc Fréchet.

15

Cuando me encuentro con mi viejo y buen amigo Philippe, tengo todas las edades de nuestros encuentros menos la del momento presente.

16

Lo cotidiano es un revelador de las lecciones aprendidas. Entonces, ¿qué hacer? ¿Repetir el mismo texto, el mismo papel? ¿o…?

17

Más Que Actuar, Reaccionamos. No somos más que memoria. Todo es memoria; nuestras enfermedades, nuestras emociones… El Síntoma Es Una Historia, Historia, Nuestra Historia. La memoria es inestable. La podemos cambiar.

18

El pasado no existe, nunca ha existido y nunca existirá. Hacemos alusión a él, en el momento presente se nos convierte en una ilusión.

Confundimos el pasado con la memoria del pasado.

19

El pasado es una construcción del mental, una creación permanente; cambia de un día para otro. Es un espectáculo.

20

El pasado es una ilusión. Podemos elegir entre estar en contacto con nuestra memoria, es decir, con la no-vida, o estar en contacto con el momento presente, es decir, con la Vida.

21

La vida no está en el pasado.

22

Sólo puedes estar vivo en el instante presente.

23

Ya has vivido este momento. Nunca has vivido este momento.

24

El problema de hoy es una solución de ayer.

25

La enfermedad es el mantenimiento en el cuerpo de una solución de un instante pasado.

26

La gran diferencia entre lo real y lo virtual es el tiempo.

Lo real es la impermanencia, es el momento presente.

Lo virtual parece estable, fijo. ¿Ah?… está estancado.

La enfermedad es lo virtual; un grupo de células no sabe que ya se ha acabado el problema.

27

Los buenos recuerdos nos rejuvenecen, los malos nos envejecen.

28

Cuando se detiene el tiempo, se detiene la juventud y empieza la vejez.

29

El drama es una experiencia bloqueada que ha tomado la forma de un no-aprendizaje. Cuando revivimos el drama en el lugar adecuado, con todo nuestro cuerpo, desaparece y cede el sitio a la misión. A veces es el mismo comportamiento, pero sin el ego ni la neurosis; sin la tensión.

30

Recupero la unidad regresando al cuerpo de ese instante.

31

Podemos cambiar nuestro pasado, porque el pasado no existe.

32

Nunca es demasiado tarde para tener una infancia feliz.

33

La memoria nos puede olvidar.

34

El pasado es una de las ilusiones más tenaces.

19.ª sección: NUESTROS ANTEPASADOS

1

Tenemos la edad de nuestros deseos insatisfechos, de nuestros aprendizajes, de nuestras primeras emociones. Y la edad de nuestros antepasados, que tuvieron –y que tienen a través de nosotros– estas emociones, esta búsqueda de transformación, de resolución; y, para ello, esta necesidad de comunicación.

2

El niño es la prolongación del inconsciente de los antepasados, es el empleado puesto al servicio del inconsciente familiar, la prolongación del cuerpo familiar, uno de sus órganos externos, su enfermedad.

3

Tú eres la enfermedad de tus antepasados. Su ego. Tú eres el empleado de la familia. Nada más.

El cuerpo es una de las formas de pensamiento de nuestra genealogía.

4

El conflicto de un instante de un antepasado nos da un papel de actor para toda nuestra vida.

5

El ser humano tiene problemas:

- ✓ en primer lugar, cuando no puede satisfacer los programas familiares, ancestrales, sus demandas;
- ✓ y en segundo lugar, cuando satisface los programas familiares, sus demandas.

6

Esa persona hacia la que expreso tantas emociones no tiene nada que ver con lo que yo siento por ella.

Te quiero, pero no te lo tomes como algo personal, porque no tiene nada que ver contigo.

No tiene nada que ver conmigo.

7

Todo problema presente es la expresión de un programa pasado.

8

El preconflicto no es un *shock*, ni un conflicto, sino que procede de la educación, de nuestros aprendizajes provenientes de nuestra cultura.

9

Anticipamos todas las cosas por nuestras memorias.

10

Abrirse a los recuerdos sin sonreír provoca sufrimiento.[1]

11

Tú sólo eres tú cuando limpias todo lo que no es tú.[2]

12

Toda sanación es una traición, siempre.

13

En toda sanación hay una traición. Traición a nuestra familia, a nuestros antepasados, a nuestros condicionamientos, a lo que nos han hecho creer.

Si no traicionamos, sino que permanecemos fieles a seres humanos que no nos quieren felices y nos quieren esclavos, objetos, el precio que hay que pagar es la enfermedad, la no-vida.

Para no ser rechazados por los nuestros, nos rechazamos, nos traicionamos.

1. En el original, el autor juega con una aliteración constante de la letra *i* que, lamentablemente, no puedo trasladar a la traducción. *(N. de la T.)*
2. También aquí, el autor juega con repeticiones fonéticas que no puedo trasladar. *(N. de la T.)*

14

Nos violan, nos magullan, nos hieren, nos golpean y, para sobrevivir, seguimos amando al otro y dejamos de amarnos a nosotros mismos.

20.ª sección: FUERA Y DENTRO

1

¿Qué es lo que hace que el exterior entre en mí y se convierta en mi interior, se convierta en mí?

2

¿Por qué, cómo se ha convertido el acontecimiento exterior en un acontecimiento interior, conflictual?

3

¿Quién sería yo sin el exterior?

4

¿Hay diferencia entre los dos? ¿el exterior y el interior?

5

¿Cuál es el más interior? ¿el más exterior?
¿Yo? ¿El otro? ¿Tú? ¿El mundo?

6

El otro es una parte de tu yo inconsciente hecha visible.[1]

1. Proverbio sufí.

7

La enfermedad = una parte del exterior se ha convertido en mí.

8

El pasado, la historia y el exterior se convierten en el presente al convertirse en mi cuerpo.

9

En cuanto emito una opinión a propósito de algo, ese algo entra, o ha entrado ya, en mi interior.

10

¿Mi cuerpo está en el interior o en el exterior de mí?

11

¿Qué quiere decir «en el interior de mí»?

12

¿Estoy yo en el mundo exterior, o está él en mí?

13

¿Está la consciencia en mí o soy un objeto en el campo más amplio de la consciencia?

14

Una vez que has retirado todo el mundo exterior que estaba en ti, ¿qué queda?

15

¿Puede el exterior seguir existiendo sin mi consciencia?

16

¿Quién soy?
¿Quién no soy?

21.ª sección: LA NORMA

1

Lo normal es un mal enorme.[1]

2

Quien dice norma dice cultura.

3

La medida del instante es el instante.

4

Tú mides el mundo contigo, tus creencias y tu historia.

5

La norma para John es John. La de Paul es Paul.

1. Jacques Lacan.

6

Tienes que elegir entre estar adaptado:

- ✓ a la norma, a los demás,
- ✓ o a la vida, a la impermanencia.

7

¡Bienvenidos sean los que tienen grietas, porque dejan entrar la luz!

22.ª sección: EL ROL

1

Cada ser humano es comparable a un actor subido a un escenario al que toma por la realidad, interpretando la misma función, sempiternamente.

2

En cuanto alguien se nos acerca, inmediatamente nuestro inconsciente le atribuye uno de los papeles de nuestro guion de vida.

3

Nuestra vida personal se parece a una función de teatro repetitiva que no hemos elegido nosotros.

Y nuestro cuerpo es comparable a una pantalla de televisión en la que aparecen informaciones: sensaciones, emociones, dolores, enfermedad.

4

El consciente es una de las expresiones de tu inconsciente, al igual que tus elecciones, tus decisiones, tu cuerpo, tus hijos, tus enfermedades. Tu pareja.

Son actores de teatro. Y el actor no tiene iniciativa; dice y hace lo que tiene aprendido, lo que se le dice que haga.

5

Atraemos los acontecimientos exteriores que están en coherencia con nuestras creencias, nuestro guion, nuestra historia inconsciente: la función de teatro a la que tomamos por realidad.

6

Deformamos los acontecimientos externos para mantener coherente nuestro mundo interior.

7

El guion de nuestra vida se escribió cuando nosotros no existíamos.

8

Un drama siempre es falso, teatro, un juego para hacer creer que es verdad.

9

El mecanismo general de defensa, que los demás nombran cuando pronuncian tu nombre o tu apellido, tiene miedo. Tiene miedo de eso a lo que él mismo llama la realidad, y que de hecho no es más que una ilusión, un sueño. Cuando nos despertamos a la realidad, el mundo cambia.

10

Estamos permanentemente soñando.

11

«Por la mañana, o te vuelves a acostar para seguir soñando, o te levantas para realizar tus sueños».[1]

---

1. Michel Rolion en *L'homme qui voulait mourir vivant,* Eds. Eyrolles.

23.ª sección: EL EGO

1

La evolución natural, nuestro crecimiento, es pasar de un ego al otro.

2

«El ego fue una ayuda, el ego es la traba».[1]

3

El ego utiliza la historia (personal, transgeneracional, vida anterior) para mantener una apariencia de sí mismo; porque el ego es la historia convertida en una persona.

4

La crucifixión de Cristo es la imagen de la derrota del ego. Es la crucifixión del ego con el fin de que el ser se despierte física y espiritualmente, se levante, resucite.

5

Todo lo que gira en torno a la crucifixión concierne al ego: juicio, tortura, traición de Judas, negación de Pedro, suicidio

1. Sri Aurobindo.

de Judas, dormición de los tres: Juan, Santiago y Pedro, duda de Tomás, venta de la túnica de Jesús, regateo con Barrabás, juego de dados...

En la tumba, las mujeres se encuentran con Jesús sin el ego. El ego de ellas no puede reconocerlo. El ego sólo sabe ver el ego. Por esta razón las mujeres lo reconocen sin reconocerlo.

6

Del absoluto sólo podemos percibir lo que es relativo, es decir, perceptible para nosotros.

7

¿Cuánto hace de la última vez que te cuestionaste a ti mismo?

8

O lo controlas todo o sueltas.

9

El pensamiento es una invención del ego para convencerse de que existe.

10

El egocéntrico no se ama, ama a un personaje que ha creado él.

11

Seducir es mentir.

12

Tienes un ego sucísimo y que ya está muy usado.

24.ª sección: ACEPTAR

1

Aceptar es transformar.

2

Todo lo que yo rechazo en mí, lo rechazará el otro. Y lo rechazaré yo en el otro.

3

Acepta el hecho de que no puedes aceptar una cosa.

Esta sensación de aceptación es una gracia, una bendición que te va a hacer un bien infinito y va a empezar ya a transformarte.

Siempre puedes, de una manera o de otra, aceptar algo.

4

Todo lo que rechazas lo refuerzas, y todo lo que aceptas se transforma.

5

La aceptación precede a toda transformación. La transformación sucede a toda aceptación.

6

«Nunca hice nada para crear lo que llegó. Se crea solo. Yo estoy aquí porque llegó. Pero para que llegue yo, lo único que he hecho es decir "yes"».[1]

7

No hay nada que cambiar. No hay nada que reparar. Simplemente que acoger, que observar.

Si aceptas demasiado pronto, estás instalado en la negación.

Si aceptas demasiado tarde, estás instalado en el cálculo.

8

Hay dos maneras de hacer meditación. La primera es para mentir: para no estar en la realidad. La segunda es ser sincero, encontrarse consigo mismo de verdad.

9

La aceptación total, sincera, incondicional es el camino hacia la conciencia de ser conciencia.

1. Dixit Ringo Starr, batería de los silver Beatles (1962-1970) y de Rory Storm and the hurricanes (1959-1962).

25.ª sección: LA TERAPIA

1

La terapia es un viaje iniciático, un cambio del que nunca regresarás.

2

En el ámbito del arte de la terapia no hay enfermedad, hay enfermos. No se puede tratar una enfermedad sin tomar en consideración al enfermo, su personalidad, su **historia**.

3

Un tren puede ocultar a otro, una historia puede disimular una segunda historia. El tren de nuestros pensamientos conscientes oculta a otro, el de nuestros pensamientos inconscientes.

4

La mayoría de las cosas, objetos y situaciones que nos rodean han sido ideas. Cuando miramos esas cosas, podemos recuperar las ideas que están detrás de la cosa.

5

Cuando vemos las ideas, vemos la historia y la idea cambia.

6

Podemos tener respuestas conscientes, satisfactorias.

Podemos vivir las respuestas de manera inconsciente.

Podemos ser la respuesta consciente continuamente.

7

El primer cuerpo médico es el tuyo.

8

La toma de conciencia última es que todo es toma de conciencia sin cesar.

9

Si para ser feliz quieres cambiar a los demás, al mundo exterior, es que te consideras una víctima y al exterior lo consideras el malo. Y no evolucionarás nunca.

10

Hagamos el duelo de querer comprender totalmente al otro. Aceptémoslo y dejemos ya de procurar comprenderlo.

11

Tú eres la única persona en el mundo que vive tu vida, y con quien pasas cada instante de tu existencia y que va a vivir en el futuro las consecuencias de tus decisiones presentes.

12

Si no eliges tú tu vida, dejas elegir a los demás, dejas al inconsciente personal, familiar y colectivo elegir la vida que vas a vivir. Eres un actor de teatro muy dócil.

13

O bien actúas tú sobre tu inconsciente, o tu inconsciente actúa sobre ti.

14

Eres esclavo de los pensamientos de los demás, de lo que tienen ellos en la cabeza: halagos o insultos.

Juzgados por el viento, he ahí nuestra mísera condición humana.

15

En la vida espiritual cambiamos de nombre propio, de referentes. ¡Cambiamos de inconsciente!

Hacemos la voluntad de Dios, de la impermanencia, de la vida.

16

¿Qué sitio le vas a dejar al cambio, a la novedad?

17

La terapia es introducir la duda.

18

Todo cambio, toda evolución, toda sanación profunda y duradera se resume en un cambio de creencia.

19

Me convierto en la bisagra
	entre lo concreto – y lo abstracto,
	entre el cuerpo, los síntomas – y las emociones, la historia, las creencias.

20

¿Puede haber una experiencia sin emoción?, ¿una vida sin cambio?

21

Todo cambio, toda toma de conciencia, es revolucionario, subversivo, al permitirte ser tú mismo.

22

La confusión precede a todo cambio.

23

La gratitud libera mucha energía, más allá de lo racional.

24

Prevención mediante los cuatro acuerdos biológicos:

- ✓ escucha a tus emociones,
- ✓ acepta tu historia,
- ✓ no te identifiques con nadie,
- ✓ sé el actor de lo imprevisto.

25

1.ª etapa: ¿con qué me he identificado tanto para ser yo?;

2.ª etapa: lo observo, me disocio de ello;

3.ª etapa: regreso a mi centro.

26

Los principios de la terapia:

- ✓ VOLVER A DAR MOVIMIENTO, porque todo problema es inercia; el tiempo se ha detenido.
- ✓ CAMBIAR EL SOPORTE DE LA EXPERIENCIA, porque el problema no es el problema sino su soporte.
- ✓ CAMBIAR EL ÁNGULO DE PERCEPCIÓN, porque el problema es el observador, no lo percibido.

27

Antes iba andando dentro de mi cabeza, ahora pienso con mi cuerpo.

28

Sanar es sanar de lo que no es yo en mí, sanarme del otro en mí, de sus deseos respecto de mí, de sus proyecciones.

Después, sanar es sanar de ti mismo, de tus caprichos, de tus tensiones, de querer ser alguien en particular. Todo es otra cosa distinta que tú, incluso tú.

Después, sanar es sanar de toda forma de voluntad, de toda forma de separación.

29

Uno no sana para sí mismo. La alegría sólo es completa cuando es compartida.

30

La **terapia** es abrir un espacio de confianza para acceder a un instante de fragilidad entre dos momentos de potencia.

31

La Descodificación biológica de las enfermedades es la poesía de la medicina.

26.ª sección: LA SALUD

1

El estado de salud es nuestra base sin causa, original. No lo provoca nada.

2

La alegría, al igual que la salud y la presencia, no es hacer algo, es dejar de hacer lo que nos aleja de ella.

3

¿Qué haces para estar enfermo? Encuentra la respuesta en ti y corta con eso.

4

Lo que haces para estar enfermo forma parte de tu realidad, de lo que tú tomas por tu realidad.

5

Lo que haces para estar enfermo forma parte de tu realidad, la que te pone enfermo.

6

Nuestros objetivos son caprichos que mantienen vivo el problema.

7

¿Quién define el objetivo, la solución para no sufrir más, para salir del problema? Un psiquismo enfermo, en distorsión con la realidad, que no ha sabido arreglar el problema.

8

¿Cómo podría un cerebro enfermo, torcido, definir lo que es bueno, sano y adecuado para él? Explícamelo.

9

«Estando o viviendo en un estado, no podemos conocer otro. Un enfermo no puede conocer la salud, un niño no puede conocer la adolescencia».[1]

10

Somos víctimas de una ilusión, y para sanar, cambiamos de ilusión.

11

El espacio de la sanación no excluye nada, nunca. Antes al contrario.

1. Svami Prajnanpad.

27.ª sección: LO IMPREVISTO

1

Las sorpresas esperan en el exterior de nuestras costumbres.

2

¡Yo!, ¿cambiar? sensaciones, emociones, dolores, enfermedad.

3

Asume el riesgo de un cambio fuera de control.

4

¿Por qué luchar contra lo imprevisto, que es tu amigo?

5

Por favor, coopera con lo inevitable.

Que no te afecte únicamente lo que está en el espacio de lo real, del presente. Y no en el del deseo.

6

Lo imprevisto hace que reaccione algo en nosotros, en el lugar en el que estamos, realmente.

7

Tranquiliza constatar que los imprevistos de la vida nos revelan a nosotros mismos el fondo de nosotros mismos.

8

¿Qué es lo que más me acerca a mí mismo?: ¡lo imprevisto!

9

Cada día, más o menos el 95 % de nuestros pensamientos son idénticos a los de la víspera y a los del día siguiente. Si me callo…, ¿cuál será tu próximo pensamiento?

La única manera de salir de este bucle infernal es lo imprevisto.

10

La verificación de tu estado de buena salud cabe en tu capacidad para reaccionar bien a lo imprevisto y en tu ausencia de preocupación por aquello que no está en el espacio del presente.

11

La única certeza que tenemos es que el futuro es imprevisible. Y que la mayoría de nuestras expectativas no se realizarán de la manera que nosotros creemos.

12

«Lo imprevisto es seguro, mientras que lo que se espera podría no suceder jamás».[1]

13

Lo imprevisto es el más grande de los maestros. El único.

14

Has de estar a la altura de lo imprevisto.

15

¿Te gusta hacer el amor?

1. Sri Nisargadatta Maharaj.

28.ª sección: RECETA DE LAS CREPES

1

Preparar los ingredientes, los mejores que haya, sin intentar ahorrar.

2

Confiar en los antiguos: descubrieron las mejores recetas que hay. Y entre ellas, una que te convendrá a la perfección.

3

Colocar juntos todos los ingredientes de la sabrosa felicidad para que se conozcan y pongan en sinergia lo mejor de sí mismos.

4

Ser paciente; dejar pasar la noche antes de la transformación definitiva.

5

Invitar a tus amigos conocidos y desconocidos, eso siempre aumentará tu placer.

6

Permitirte asombrarte. Tú controlas las etapas de preparación, el resultado no.

7

Sacar tus propias conclusiones del resultado, y tomar nuevas decisiones para la próxima vez que vivas esta situación.

29.ª sección: LO NUEVO

1

Mientras me quedo en lo antiguo, no estoy vivo, no soy humano.

2

La muerte del ser humano es cerrarse a nuevas experiencias.

3

Son las nuevas experiencias las que permiten la evolución, la transformación, la sanación, la felicidad, etc.

4

Sano de lo que no es yo mediante la fuerza de la creatividad.

5

No tengo ninguna idea preconcebida sobre el próximo momento.

6

¿Conoces la fuerza de la creatividad: la de tu cuerpo, la de tu inconsciente, la de tu vida, y la potencia de tus emociones?

7

La Consciencia, que por el momento no nos es consciente, tiene un saber ilimitado que no te figuras.

8

No tengo hipotecado el próximo momento.

9

Lo nuevo quiere decir lo infinito, lo ilimitado, lo impensable, lo imprevisible, lo repentino, lo acertado, lo divino.

De ahí vienen la inspiración, la intuición, las visiones, las profecías, los milagros y las obras de arte.

10

Lo mejor del niño ha nacido en el futuro.

30.ª sección: LA VIDA

1

En cada instante se encuentran dos mundos:

- ✓ el mundo exterior, perfecto, la armonía, vida;
- ✓ el mundo interior, subjetivo, humano.

2

La vida carece de historia.

¿Nuestra vida?: historias.

3

La vida es biológica por esencia, por naturaleza, y psicológica por accidente, cuando sobreviene el conflicto.

4

La vida tiene su propia inteligencia organizada en torno a cuatro principios:

- ✓ el principio de autoconservación,
- ✓ el de supervivencia,
- ✓ el de evolución,
- ✓ el de adaptación.

5

El principio de supervivencia está grabado ya desde los primeros pasos de la vida. Dentro de nosotros conviven estas leyes:

- ✓ sobrevivir,
- ✓ protegerse,
- ✓ ser valioso,
- ✓ tener una relación,
- ✓ encontrar uno su papel social y su originalidad.

Estas maneras de estar en el mundo se expresan según las circunstancias exteriores, creando la impermanencia de la vida y la variedad infinita de los comportamientos humanos.

6

Un ser que está solo para asegurar su supervivencia apenas puede desarrollarse. Una pareja, por el hecho de ser diferentes, va más lejos en las posibilidades de ambos. ¿Qué decir de un millón de individuos conectados entre ellos?

7

A veces nos pasamos la vida y morimos sin haber abierto ciertas puertas, sin haber sido conscientes de ciertos talentos que tenemos.

8

La vida siempre será un misterio para el mental.

9

¿Puedes darme una definición de la vida?

10

¿Tiene un principio?, ¿un final?

11

¿Hay un solo lugar en el que no se encuentre la vida?

12

Ella es en ti y tú eres en ella.

13

La vida es sin error.

14

Sin límite.

15

La vida no tiene ningún problema, nosotros sí.

16

Es perfecta.

17

O la dejas hacer, o controlas.

18

Sin principio ni fin. Sin defecto ni error, perfecta y en ti: en ti entonces hay un Lugar sin asidero para la enfermedad…, un espacio que no conoce el conflicto; el tema del sufrimiento, del mal, le es totalmente ajeno, inaccesible…, de modo que la enfermedad también es perfecta.

19

¿Te gusta tu vida?

¿Cómo puede ser de otro modo?

20

La vida no está donde tú piensas, está donde tú amas.

21

Tres encuentros insoslayables: el instante, el inconsciente, la vida.

22

La vida es cómplice tanto de nuestros problemas como de nuestras soluciones.

23

—Voy a morir pronto. ¿Qué queda?

—Queda todo lo que has sanado en ti. Te quedan todos los momentos en los que has amado. Porque a la muerte lo único que te llevas es la vida.

24

«Que lo mío se vuelva nada; aparta el ser y el no ser, el sitio, la hora, la imagen;

Renace de Dios, alma mía» (texto muy antiguo).

31.ª sección: LA PRESENCIA

1

La presencia carece de contenido porque puede acogerlos todos.

2

La presencia, la consciencia, no sabe hacer otra cosa más que aceptar, porque todo es su expresión.

3

La consciencia no necesita identidad para ser consciencia.

4

Ni voluntad.

¿Necesita el árbol repetirse: «Soy un árbol»? ¿Necesita alguna voluntad de algún tipo para ser árbol? ¿Necesita, incluso, una consciencia para ser? No, no, no, nada de todo eso.

5

Hazte (in)consciente de ti tal como el árbol es (in)consciente de ser árbol.

6

Nuestra realidad es interior, es incomunicable en su esencia y en su totalidad.

7

Tener un nombre propio es una costumbre mental, nada más, no es ni una realidad ni una experiencia directa.

8

Tú eres LO que observa a «aquel» que lee esta frase y tiene opiniones. Increíble, ¿no?

9

«¿Qué queda una vez desaparecido el personaje? – Tú. Es decir, nadie (y la libertad por compañera)».

10

Después del nacimiento, buscamos lo estable para sobrevivir.

Nos lo apropiamos.

Nos convertimos en eso, es mi, son mis, ¡soy yo!

Yo es todo lo que es mío.

¡Oh, desgracia! ¡¡¡Todo se transforma, cambia, desaparece!!!

Nada dura, nada es mío, nada existe.

Yo no existo.

Renazco.

32.ª sección: EL DESPERTAR[1]

1

Si deseas encontrar, adquirir *lo Esencial,* puedo certificarte que lo vas a encontrar, mejor, a obtener,[2] porque *eso* está siempre presente en todo lugar.

2

«Existen dos grandes obstáculos para nuestra evolución: no creer en Dios y creer en Dios».[3]

3

«Pienso, luego soy»... *pensante.*

Siento, luego soy... sintiente.
Camino, luego soy... caminante.
Leo, luego soy... leyente.
Soy, luego eres.
¿Quién soy y cómo expresarlo?
Cuando me despierto yo, ¿quién se despierta?

---

1. En toda esta sección, el autor utiliza el verbo «(s´)éveiller», que significa «despertar(se)» en un sentido espiritual o de iluminación, no el verbo «se réveiller», que significa despertarse de dormir. *(N. de la T.)*
2. El devenir.
3. Frank Boval in *Sapiens, Tu pionces? Mat*ière et C*onscience* : le temps du réveil, Eds. Anovi.

4

No se trata de dejar de pensar o de pensar menos, sino de pensar con tino.

Y pensamos con tino cuando nadie piensa.

5

Para empezar a pensar menos, sentid más.

6

Resentir es una ayuda antes de convertirse en un obstáculo.

La emoción te separa de lo que es.

7

Cuando aceptas esa distancia con el otro, el mundo, el exterior, los objetos, es decir, con tu madre, la distancia desaparece.

Pasas de la fusión neurótica a la unidad mística.

Pasas del vacío a la vacuidad.

8

La neurosis es el vacío; la vacuidad es el despertar.

9

Todo lo que no está en el campo del despertar es un mecanismo de defensa y de huida.

10

Soy la relación y la separación.

11

Despertarse es disociarse de todo lo que yo tomaba por mí y asociarse a lo que queda.

12

¿De qué estás realmente seguro?

13

Nuestra esencia es la adaptación al movimiento permanente.

14

En mí, lo que es no identificado reconoce y acepta lo que es movimiento. Ya no hay más conflictos.

15

El estado de despertar no concierne a nadie. Nunca ha habido nadie para despertarse a lo que sea. Podemos afirmar como último análisis que se trata del despertar de nada en absoluto.

16

El despertar es lo real.

17

«Yo soy» no sobrevive más que en el instante. Nunca en lo imaginario.

18

Cuando dejamos de estar en la historia, estamos en el instante; somos libres.

19

«El paraíso es estar aquí». Bobin.

20

«La verdad, para ser verdadera, está siempre y por todas partes: está aquí y ahora. ¿Qué es la verdad para ti ahora? ¡Lo que sientes, lo que no puedes evitar! Tu verdad es diferente de la de otro».[4]

21

«La vida no tiene sentido, ni sentido prohibido ni sentido obligatorio. Y si no tiene sentido, es que va en todos los sentidos y desborda de sentido, lo inunda todo».[5]

---

4. Svami Prajnanpad.
5. Christiane Singer en *Où cours-tu* ? Ne sais-tu pas que le ciel est en toi ? Eds. Livre de poche.

22

Todo no excluye nada.

23

«Te propongo una cita en la realidad».

Segunda parte

Te propongo una cita
en la realidad…

1. ...Para que mañana ya no sea otro ayer;

2. Por todos los silencios por acoger para clamar en ellos tu gozo;

3. Por la risa de los ojos, el canto de los gestos, el murmullo de los pensamientos, los que juegan con el cuerpo del corazón, amorosamente;

4. Por las semillas del compartir al que dejar florecer hasta la fructificación;

5. Por el silencio y el ruido, por el día y la noche, por el amor y la vida;

6. Para ti y la consciencia, una y común;

7. Para hacerte crecer hasta las estrellas, hacerte sonreír, aturdirte hasta el júbilo, hacerte ser tú, infinitamente...;

8. ...Y por todas las sublimes experiencias que, puestas juntas, se llaman la Vida, te digo:

9. «¡Juega con la vida! La vida juega contigo.

10. Ve a bailar bajo el reflejo de los cielos, ¡ahí!, en el fondo de tus ojos.

11. Luego ve derecho hacia las estrellas risueñas y fecundas.

12. Respira el infinito del espacio hasta lo infinito de tu corazón.

13. Atrapa el milagro de la piedra que se transforma en flor y de la flor que se transforma en perfume».

14. «Porque la vida va del Uno a lo múltiple, y luego regresa de lo múltiple a lo simple. Así va el corazón en el cuerpo; sigue tú su camino, te sanarás de lo que no es tú.

15. Crece hasta las estrellas y tráelas a la tierra.

16. Anda recto hacia delante, con los pies en la tierra, los ojos en el cielo, el corazón abierto.

17. Ve hasta las raíces profundas de ti mismo, y encuentra la fuente de la savia para que ésta se transforme en fruto.

18. Abre de par en par la puerta de la vida. Abre la puerta de tu corazón a más felicidad y pasa la prueba de la transformación hasta ser tú.

19. Crece hasta las estrellas, ríe hasta el cielo, descubre hasta el corazón. Ama hasta la embriaguez».

20. El embrujo sagrado del mundo nos abre los brazos a los misterios de la vida.

21. Reconocer el cantar del mundo y los armónicos de la felicidad a través del barullo, ésa es la tarea.

22. Todo es grande y perfecto en los ojos del amante.

23. La vida es generosa, ¿cómo hacer para no resistirse a ella? ¿Cómo parecérsele? ¿Cómo darle las gracias?: ¡siendo uno mismo!

24. Cuando todo te sonríe, ¿tú qué respondes? ¡Nada, sonríe!

25. Del caos a la luz, de la insolencia a la gracia, nuestra grandeza se vuelve interior.

26. Único, incomparable, lozano como el instante, así va tu camino hasta el éxtasis.

27. Nunca es cuestión de vivir en el corazón o incluso en el alma lo que es del ámbito del mental; pero, en cambio, no podemos llevar el corazón al mental.

28. El mundo es más amplio que nuestra imaginación, y la realidad es suntuosa. No espera a nadie. Porque se entrega por entero en cada instante. Igual que la vida. Igual que el amor.

29. La vida es mayúscula y nuestras dificultades minúsculas, simples escabeles hacia nuevas alturas interiores.

30. Allí, el infinito. Aquí, el infinito. Dentro. Fuera. Por todas partes. No lo busques. Conviértete en él.

31. Entre dos infinitos: el ser humano. El encuentro. La chispa. Tú.

32. De sorpresa en sorpresa, así es nuestro día a día. Sé amigo suyo.

33. ¡Qué de viajes interiores! ¡Qué de sensaciones nuevas! ¡Qué de soles risueños! ¡Qué de alegrías! ¡Cuántas alegrías no esperaban sino a ti para convertirse en ti!

34. ¡Qué dulce es convertirse en uno mismo, amarse, sentirse vivo! Simplemente.

35. Basta de lucha entre los contrarios. El encuentro. El descubrimiento de la diferencia asombra y construye al niño.

36. Para que la luz entre en ti, ¡abre! Abre los brazos de tu corazón y los ojos de tu alma.

37. Entre dos puertas, todo es posible. En el alféizar de la ventana se encuentran el pájaro y el ángel.

38. Hermoso sol de la mañana. Hermoso río del mediodía. Hermosa alma de la tarde. Todo se da la mano en tu seno.

39. Una única mirada, el uno con el otro, el otro para el otro, reunidos para agrandarse el corazón.

40. Abajo del todo. Arriba del todo. La danza de las estrellas se refleja en el agua.

41. Altos y bajos, todo cambia para permitir que nos maravillemos.

42. Cuando el caos se vuelve creación, y la sorpresa transformación, nuestro corazón se dilata.

43. Dejemos sitio a lo imprevisto. Lo inesperado, lo increíble. Para que el cielo baje a la tierra.

44. La vida camina por un hilo suspendido en el cosmos –El viento de nuestro corazón sopla con tibieza–. Se forma un capullo invisible para contener el tiempo.

45. Cultiva la presencia, siembra la paciencia, cosecharás el gozo puro de la consciencia, tu eterna amiga.

46. Cuando se posa el viento de la impaciencia, la naturaleza ahueca su nido en el aire del instante.

47. Hasta el infinito, la miel del descubrimiento nos lleva a un viaje de experiencias de conciencia y de abundancia.

48. Darse tiempo a descubrirse sin límite. Aprovechar y disfrutar cada instante. Y tenderle la mano al destino, sea cual sea su forma.

49. En las alas del viento, en el curso del tiempo, cantando, bailando, haciendo de todo un juego, una receta del devenir feliz.

50. Bebiendo la luz, hambriento de gozo.

51. Hijo del pasado, padre del futuro, hermano del instante, heme aquí, el amigo al que nadie espera.

52. El movimiento es vida y la vida es suntuosa. No te detengas.

53. El árbol es minúsculo antes de hacerse gigante y el conflicto es gigante antes de hacerse minúsculo.

54. La pareja es la molécula más inestable.

55. En el momento en que aceptamos que ya no hay nada más que cambiar, que descubrir, por lo que maravillarnos, morimos.

56. Eres todo lo que no has pensado.

57. Es la blancura de la pantalla la que hace posible la visión de todas las películas, la limpidez de la gota de agua deja sitio al paso fulgurante de la luz que estalla. Guarda silencio.

58. Por la llanura, a lo lejos, pasa la lluvia.

59. Escucha la palabra que no ha pronunciado boca alguna, que no ha escuchado oído alguno.

60. Me gusta tener frío para acoger tu calor. Me gusta callarme para oír tu canto.

61. El mundo de la forma es virgen, el del espíritu, fecundo.

62. Cuando todo cambia, ¿qué es lo que permanece inmutable?

63. A veces es el espíritu de nuestros antepasados lo que nos persigue y nos chupa todo nuestro ser, y nuestras vidas y

nuestros cuerpos ofrecen su forma a los juegos de ellos, dramas interrumpidos demasiado pronto, innombrados, innombrables, que, demasiado a menudo dolientes, se abalanzan y nos ahogan sin fin.

64. Había un señor que buscaba una cosa. Le dijo a su mujer: «Voy a buscar un burro», y le trajo una rosa. «¡Qué burro más bonito!», le dijo su mujer, «vamos a sacarle una foto antes de que se marchite».

65. La vida es movimiento y el movimiento es hermoso, tú participas en cada instante de ello, porque eres movimiento, con-movedor.

66. El instante desborda de Vida, y la vida de felicidad para acompañarte con el corazón.

67. Sí a la vida, sí a la alegría, sí a ti, ése es el camino.

68. La Vida es grande, generosa e infinita, a nuestra imagen.

69. Todo es perfecto bajo la mirada de la alegría fecunda.

70. La vida sonríe sin expectativas, hagamos nosotros lo mismo.

71. Todo canta, cambia y juega. Nada muy serio, simplemente el crepitar del mundo que llama a tu puerta.

72. Todo es sorpresa que acoger, todo es regalo que compartir, todo es júbilo que cantar. Todo es nada.

73. «¡Estás vivo!». ¿Eres consciente de esto? ¿De verdad?

74. ¡La vida está en ti! Y la vida es perfecta. No tiene ningún error.

75. Y la vida no tiene ningún límite. Y no tiene ningún comienzo. ¿Eres realmente consciente de todo esto?

76. «Estás vivo».

77. Buena ruta te deseo por los caminos del descubrimiento supremo, Tú.

78. La vida baila en ti el júbilo, sin otra meta ni otro origen que ella misma.

79. Recupera el deseo sin proyecto.

80. Descubre la consciencia antes que el sueño.

81. Chispas y murallas, esperanzas defraudadas, sueños en fuga, bajo gritos, en lágrimas, tiempo perdido.

82. La sonrisa nos es dada para iluminar el mundo: nace en tu rostro cuando se borran los pensamientos.

83. Deja que lo infinito de los mundos cante en ti lo infinito de la intimidad.

84. Qué más superficial que la piel, qué más sensible, qué más profundo que la piel.

85. Bajo el manto del hastío, mi corazón se vacía de tus perfumes.

86. El instante es infiel porque carece de memoria.

87. Con deleites libres y profundidad, así van las olas del conocimiento revelado.

88. La embriaguez te acompañará por los caminos inexplorados del espíritu indómito.

89. En mi país, lo Excepcional es la Norma, y la norma es un monstruo al que domar para nuevos territorios de consciencia.

90. Todos los caminos del mundo juegan al corro para alegrarnos con belleza.

91. Bajo las volutas del viento, asienta tu camino, y tu voz y tu gozo. Y así viajarás, por todas partes, en ti.

92. Bajo el manto tanto de la dulzura del corazón como de nuestros dolores, germinan los sueños. Bajo el cielo, eclosionan su luz.

93. En las alas del viento hechicero –libre e insolente–, excava tú tu camino, y luego boga en el corazón de los sueños por venir.

94. Que toda la sutileza del mundo ilumine tus noches de dulzura para compartirlas con corazón por los caminos de lo imprevisto.

95. No soy tu enemigo, sino tu amigo. No soy tu pasado, sino tu futuro. No soy tu conocido, sino tu imprevisto. No soy tu sangre, sino su canto. No soy el que tú piensas, sino el que te ama.

96. Cambiarlo todo no cambia nada, todo está bien.

97. La belleza cuida al mundo con transcendencias recuperadas.

98. Asciende por la escala de la Creación, creación permanente de la Vida en Ti.

99. Al hilo de nuestra vida se teje cada día la trama del universo.

100. Le he dejado a la flauta el cuidado de pronunciar tu nombre. Tan sólo el viento conoce tu morada.

101. El alma del niño es un diamante puro cuyo destello consume las motas de polvo del pasado para dejar solamente intacta la intimidad con lo real.

102. El seno de la creación ha alimentado cada célula de mi cuerpo, del que sube, jubilosa, la orante gratitud por ser amado…

103. Somos, nosotros los vivos, gotas de agua que capturan impresiones, motas de polvo, y, del cielo, reflejan la luz.

104. Sueño con un banco en el que depositáramos nuestros valores de franqueza para hacer fructificar en ellos nuestra salud.

105. Soy todo el amor que rechazaste oír. Soy la alegría que no supiste ver. Soy la vida que olvidaste tomar. Soy tus lágrimas, estoy sin armas. Soy tu frío, soy tu calor, soy tu ira y tu tristeza. Soy tus silencios también, estoy aquí, te esperaba, era amigo tuyo, me he convertido en tu olvido. Me he convertido en tu ENFERMEDAD.

106. Recto adelante, recto adentro, conviértete en el amante de la vida, conviértete en abundancia, conviértete en lo Vivo.

107. Mantén siempre el corazón abierto al maravilloso misterio de lo vivo.

108. Sé el primer actor de tu vida, el primer súbdito de tu reino, amorosamente mimado, al igual que el artesano mima a su herramienta para transformar el mundo.

109. Encuentra en lo más profundo de tu ser las raíces de la Alegría y comparte infatigablemente sus frutos.

110. Cuida las necesidades de tu ser, de tu corazón, de tu vida. Lo has recibido todo por amor.

111. Que la Alegría sea tu templo. Tu amiga. Tu religión. Tu Dios. Tu día.

112. Maravíllate de todo –de ser tú– con la riqueza de todo el universo.

113. Juega la vida con deleite. Ámala. Ella te lo devolverá.

114. Flota. Nada. Boga. Vuela. Ríe. Juega. La vida es una gracia amorosa y alegre.

115. La vida juega en ti por puro gozo.

116. En la mañana luminosa de las Auroras por venir, bienaventuradas, gozosas, duermes sobre tesoros interiores, caminos de sinceridad y de libertad.

117. La vida es alegría, juego y fe, fuego insaciable.

118. Todo es juego en lo infinito del cosmos incesantemente reinventado.

119. Hay tantos caminos para conocer la alegría profunda e infinita que nos ha creado con el fin de contener la eternidad de todos los caminos que permiten conocer la alegría profunda e infinita que nos creó.

120. Mirada hacia los cielos, raíces bien calientes, el ser se desvanece, el Ser florece; es la embriaguez del encuentro de dos infinitos dentro de sí.

121. Aceptación y gratitud, aceptación y gratitud, aceptación y gratitud, como una respiración creciente, hasta la madurez del fruto nutricio de la fe.

122. Más allá de las apariencias, vibra en todas las cosas el mismo Espíritu.

123. Todo va y viene bajo las olas húmedas del viento, incansablemente, para mostrarte tu nombre trazado en la arena. Todo va y viene sobre las lágrimas húmedas del tiempo, incansablemente, para borrar tu nombre de espuma.

124. Todo es simple en el corazón del instante permanente, real y enamorado.

125. Todo se oculta y se revela simultáneamente.

126. Mediante la escucha consciente, nuestra personalidad se disuelve hasta dejar aparecer el Sí.

127. El bebé elige; su alma está primero en tu cuerpo antes de meterse en tu útero.

128. Todo es danza. Todo es juego. No te tomes demasiado en serio las bromas de Dios.

129. Todo es gracia luminosa para los corazones abiertos a más luz.

130. La levedad del sí es el escabel de nuestros sueños por nacer y de nuestros ángeles por encontrar.

131. Lo Vivo es un misterio para acoger. Honrar. Celebrar. Para que se despierte la salud profunda.

132. Tan sólo los cambios profundos del corazón te permitirán estar en la plenitud recuperada de tu esencia divina.

133. «Entonces, Jesús lloró».[1]

---

1. Evangelio según el apóstol Juan, capítulo 11, versículo 35.

134. En la plácida discreción de cada una de tus células, se ofrece amorosamente la Alegría.

135. Cuando el pensamiento se armoniza con la vibración del corazón, los cielos y la tierra vibran amorosamente, deliciosamente...

136. La plenitud de los sentidos es el amigo del silencio que vibra al unísono de los cantos que tararean eternamente los ángeles.

137. Descubre el encanto insolente y salvaje del soltar, confiable trampolín hacia la libertad.

138. Dejando en cielo como en tierra, ¿cómo callar lo esencial?[2]

139. Cuántas deliciosas dichas te esperan al amanecer del día ligero e inocente de cada mañana adorada.

140. Date tiempo para encontrarte a ti mismo amorosamente amado.

141. Con júbilo, la Vida nos acoge, nos ama y nos quiere felices.

142. Déjate guiar hacia la luz alegre que viene del corazón mismo del universo vivo.

143. «Di la palabra y serás libre... ¡Escucha! la palabra es "Amor". Es claro, resplandece. Al principio yo no había comprendido, pero ahora sé que se puede confiar en él... Por todas partes donde voy, lo oigo».[3]

---

2. El autor juega con la identidad fonética de «comme en terre» (como en tierra) y «comment taire» (cómo callar). *(N. de la T.)*

3. Lennon John en *The world.*

144. En el corazón de la Paciencia, la Presencia. Y en el corazón de la Presencia, la Conciencia; y en el corazón de la Conciencia, la Potencia; y en el corazón de la Potencia, la Inocencia.

145. En el corazón del corazón, el amor primigenio original, el huevo, el sonido antes del sonido, el SÍ fundador.

146. Sal del país de las creencias para ir hacia ti, y luego descubre la creencia que te liberará de ti. Definitivamente.

147. Bien contigo por los nuevos caminos de la consciencia jubilosa.

148. Hermosa vida te deseo, de maravillas en regalos, para simplemente recogerlos. Amorosamente.

149. Hermosa vida para ti y hermosa cosecha de conciencia con tu amiga reencontrada, la presencia amante.

150. Hermosa vida para ti en el corazón de la presencia dentro de algo más grande que tú.

151. Con toda mi confianza en tus recursos inconscientes para permitir acompañar la transformación de la vida por la Vida.

152. En el corazón de tu cuerpo, la simplicidad de la presencia unificada.

153. Eres el compañero inseparable de la transformación de la vida en ti.

154. Entra en el enjambre celeste de las almas ebrias de alegría para compartir.

155. Entre las aguas movedizas de la emoción, la Vida se ofrece llena de gracia.

156. Sólo para ti, todo para ti, la alegría, el impulso, la apetencia, la conmoción fecunda del canto del mundo.

157. Esto se está produciendo.

Tercera parte

Esto se está produciendo…

¿Dónde está tu consciencia ahora?

Si tu consciencia está en tus pensamientos, les das fuerza, poder, a tus pensamientos. Y tus pensamientos te van a dirigir, a manipular. Si estás identificado con tu cuerpo y si estás enfermo, o lo que sea, es él quien te manipula.

¿Dónde está tu consciencia?

¿Dónde estás tú en este momento?

No cambies. Obsérvalo.

Y poco a poco, vas a ir agrandando tu consciencia.

La enfermedad manifiesta tu ausencia. Ausencia de sí mismo. Negligencia.

«Descuido mis emociones, las oculto, las saco de mi consciencia».

Baja a tu cuerpo. Y pon tu consciencia en la parte de atrás de tu cuerpo; tu espalda, en contacto con la silla, las nalgas, la parte de atrás de tus piernas, la parte de atrás de tus brazos, tu nuca…

Progresivamente, vas a ocupar el volumen de tu cuerpo.

Observa las partes de tu cuerpo de las que estás ausente. Es como una amputación. Y, poco a poco, vas a sentir como una energía, electricidad, un escalofrío. Y no olvides ninguna parte de tu cuerpo; los dedos de los pies, los de las manos, los órganos genitales, el estómago, el intestino, las orejas, la sangre… Acuérdate de ti mismo. Vas a descubrir lugares de tensión, y los observas. Acoge eso. No tengas voluntad. No procures transformarlo. Acoge. No pelees contra ti mismo. Porque, si ganas, pierdes.

Paséate por el interior de tu cuerpo, respira dentro de tu cuerpo. Si hay tensiones, respira con ellas. Si hay vacío, respira en su interior. Descubre el placer de soltar la voluntad. Produce mucho descanso. Acoge. Llénate de ti.

Bienvenido de nuevo a dentro de ti.

Y vas a poder continuar encontrándote con tu cuerpo con las manos. Quítate las gafas si las llevas, frótate el rostro con las manos. Encuéntrate con todos los detalles de tu rostro. Descubre todos los detalles de tu rostro como si fuera la primera vez. La nariz, las mejillas, las orejas, respira hondo. Descubre con ternura tu rostro, tu cráneo, con amor, con curiosidad, respira hondo. Y así con todo tu cuerpo. Después el cuello, la nuca, el seno, los hombros… a tu propia velocidad. No olvides ninguna parte del cuerpo. El sexo, las nalgas, las piernas, los pies quitándote los zapatos… ¡con consciencia!

Es tu cuerpo. Sólo tienes uno. Está aquí. Respira hondo. No olvides ninguna parte.

Y no olvides tus manos.

¿Dónde está tu consciencia ahora?

Descubres esa confusión que a veces hacemos entre la consciencia y el pensamiento. La consciencia es más amplia, no es lo mismo. Y puedes agrandar más tu consciencia. Como si te dieras un masaje por el interior de los órganos, un viaje interior.

Y con la ayuda de tu respiración abdominal, pon en movimiento todos tus órganos. Y respira con todo tu cuerpo.

Vas a abrir los ojos dos segundos. Y luego, los vuelves a cerrar. Vas hacia el exterior y regresas hacia el interior. Con la consciencia de ese movimiento; abro los ojos, miro hacia el exterior, luego vuelvo hacia el interior. Sigue haciendo este ir y venir. Hasta englobar las dos cosas. Tu consciencia está en el exterior, y luego, al mismo tiempo, en el interior.

Y luego, te tocas una parte de tu cuerpo y después tocas al que tienes al lado. Toco al otro y luego me toco a mí. Estoy en el exterior y luego en el interior. En contacto conmigo, en contacto con el otro. En este movimiento de la consciencia. A la vez dentro y fuera. Estoy conmigo, estoy con el otro... No hay uno más importante que el otro. 50-50. Estoy en el interior y en el exterior. Estoy conmigo, estoy con el otro. Porque soy la consciencia.

Nunca he sido otra cosa que la consciencia.

Soy consciente de tener pensamientos, no soy esos pensamientos. Porque los pensamientos cambian constantemente. Soy consciente de mi cuerpo. Mi cuerpo cambia constantemente. No soy mi cuerpo. Soy consciente de mis emociones. Mis emociones cambian constantemente. No soy mis emociones.

Soy la consciencia.

Toco a la que está a mi lado. Soy consciente de ese contacto. No soy la que está a mi lado. Soy la consciencia.

Gracias a la sonrisa de tu alma...

El recuerdo olvidado y magnífico

Adopta una postura cómoda, sentado o tumbado. Te propongo que realmente entres al espacio de confort de dentro de tu cuerpo. Es como si dentro de tu cuerpo hubiera una hamaca. Te instalas en esa hamaca que está dentro de ti, para un viaje agradable. Un viaje al interior de tus recuerdos cómodos. De tus recuerdos magníficos. Hemos vivido muchísimas cosas muy agradables. No nos acordamos de todo, pero recordamos los pocos momentos deliciosos en los que estábamos en contacto con hermosas cualidades personales, de alegría, de apertura, de confianza o de valía…

Y dejas que venga un primer recuerdo magnífico, lo revives desde el interior, como si lo vivieras de nuevo. Con las mismas sensaciones, el mismo placer… Y ese recuerdo te lleva a otro recuerdo, más agradable y más antiguo. Vives de nuevo ese recuerdo desde el interior. Tu cuerpo recuerda las sensaciones agradables, olor, ruidos, ambiente… Y ese recuerdo te lleva a otro recuerdo, aún más antiguo, en el que hace mucho que no pensabas. Es tan agradable recordar las experiencias bonitas que hemos tenido. Momentos de alegría, o de paz, o de amor, o lo que sea. Las sensaciones están todas ahí, en tu cuerpo. Y las imágenes, y los sonidos, los olores, los sabores, las sensaciones, cierta manera de respirar, la temperatura del aire, y esto te lleva a otro recuerdo más profundo que habías olvidado por completo. No recuerdas haber vivido ese momento de felicidad. Es un recurso del que tienes mucha necesidad hoy. Has vivido eso. Quizá simplemente te acuerdas de un trocito de experiencia; de una voz que pronuncia tu nombre, de una sonrisa, de unos ojos que te miran, un ambiente…

No necesitas hacer esfuerzo ni buscar; deja que venga, acoge… distiéndete…

En realidad, hay decenas de recuerdos a la puerta de tu inconsciente. Y tú los revives desde el interior. Y los paladeas, de manera consciente e inconsciente.

Y continúa paseándote por la emoción de tus recuerdos hermosos, hazles sitio.

Alá baby y los 40 ladrones

Hay quien cree que Dios fue siempre grande e infinito, pero en un momento dado Dios fue un niño, incluso fue un bebé, e iba a la escuela de los dioses. Y se encontraba con otros dioses y aprendía astronomía, creación, matemáticas, biología... En aquella época, había uno de los dioses que estaba en el desierto, se llamaba Alá, pero como era un bebé todo el mundo lo llamaba Alá baby. Tenía 40 amigos y le gustaba mucho divertirse con ellos; hacía fiestas, juegos, música.

Alá baby hacía juegos de magia; hacía aparecer montañas, las hacía desaparecer; en el desierto, aparecían nieve y músicas que venían de las estrellas. Señalaba estrellas con el dedo, cada estrella era una nota musical. Cuando señalaba una estrella, ésta se iluminaba emitiendo una nota musical. Cuando mostraba varias, formaba una frase musical. Se divertía muy bien con sus 40 amigos.

Pero hete aquí que un día se va a la universidad para mucho tiempo, así que los 40 amigos se aburren sin su pequeño dios. No sabían cómo hacer aparecer las cosas. Así que se van a la ciudad y roban cosas para poder divertirse después. Y así, festejan por la noche, bajo las estrellas, ¡¡pero Alá baby regresa un día de la universidad y se enfada mucho mucho!! Les dice: «Pero ¿qué habéis hecho? ¡Esto no está bien! Les arrebatáis felicidad a todas las personas a las que habéis robado. También les arrebatáis todos los vínculos afectivos, emocionales, que tienen con esos objetos. Es un pedazo de su historia. Así que vais a llevar todo esto otra vez a sus casas!». Los 40 ladrones se sienten mal y devuelven todos los objetos. Y Alá baby regresa a la universidad. Pero los 40 amigos se siguen aburriendo. En el desierto no hay más que arena; los castillos de arena valen para 5 minutos. Así que vuelven a la ciudad del oasis y observan que hay objetos que la gente no utiliza nunca. De modo que los roban. Y regresan al desierto y se divierten con todos esos trozos de cuerda, con todas esas fruslerías, con los libros que ya nadie lee, fabrican castillos con todos esos libros... ¡Se divierten mucho!

Y Alá baby regresa otra vez de la universidad algún tiempo más tarde. Dice: «¿De dónde han salido estos objetos? ¡Habéis vuelto a robar!». «No, esto ya no lo usaban». Pero Alá baby monta en cólera igualmente: «Les habéis robado la posibilidad de descubrir su belleza un día; la magia de estos libros, de estas ropas. Les habéis robado la educación que habríais podido darles. Así que vais a devolver estos objetos y a educar a la gente respecto a la belleza de los objetos dejados de lado; cada cosa contiene un tesoro».

Entonces, los ladrones regresan al oasis, devuelven los objetos y enseñan a la gente a descubrir la belleza oculta; no hay absolutamente nada inútil. Todas las personas del pueblo están felices con los 40 ladrones. Los 40 ladrones descubren una nueva dimensión en la alegría, en contacto con los lugareños.

Un día regresan al desierto, esperan a Alá baby, pero no está. Esta vez tarda más. Era la época en la que Alá baby estaba pasando los exámenes, las oposiciones, y eso exigía un poco más de trabajo; transformar el vino en tequila o en whisky, andar por encima del agua y del fuego, ¡era un poco más complicado! Los 40 ladrones se aburren. Así que se preguntan qué podrían hacer y deciden marcharse cada uno por su lado y regresar una semana más tarde. Y todos se van, unos al oasis, otros a las dunas, siguiendo los pozos, y observan. Cada ladrón observa. Al cabo de una semana, se reencuentran. Y esto es lo que se cuentan:

«La otra mañana al despertarme oí cantar un gallo. El sonido de su voz subió hasta el cielo y su voz atravesó una nube que se transformó en pétalos de rosa blanca…

Yo estaba durmiendo debajo de una palmera y, por la noche, abro los ojos y veo las ramas de la palmera que estaban haciendo una coreografía. Bailaban la alegría, resplandecían todas las partes…

Una hermosa mañana, descubrí un grano de arena en el interior de una gota de rocío; era todo un universo rosa, amarillo, azul, y yo tenía la impresión de que era la creación del universo…

…»

Estuvieron hablando así, horas y días, de todo lo que habían visto. En ese momento, llegó Alá baby. Los 40 ladrones se alegraron: «Por una vez no nos va a regañar; no hemos robado a nadie». Alá baby los escucha y al final, vuelve a enfadarse, con amor. Los ladrones le dicen: «Pero ¿por qué te enfadas? ¡No hemos robado a nadie!».

Alá baby les explica: «Sí, les habéis robado algo. Porque vosotros sois conscientes; tenéis los ojos abiertos, los oídos abiertos, el corazón abierto, y ellos no han visto todo lo que habéis visto vosotros, no han oído todo lo que habéis oído vosotros. Si os calláis, les robáis un trozo del paraíso. Les impedís que crezcan hasta los cielos. Así que tenéis que ir al pueblo y entregarles toda la belleza del mundo. Porque ellos también forman parte del mundo; ellos también forman parte de la belleza del mundo. Porque una felicidad únicamente se colma cuando se comparte».

Así que gracias por compartir todo lo que habéis vivido hoy… Gracias de todo corazón.

Vas a morir mañana

Quizá dentro de 30 años, o de 50 años, quizá aún más lejos que eso, un día sabrás que es el último día. Tu vida ha sido única, has vivido muchas muchas cosas, has sido feliz en ciertos momentos, desdichado en otros, has montado en cólera por ciertas cosas. Y hoy, sabes que vas a morir mañana. Es el momento de mirar lo que es realmente importante. Durante años te has preocupado por tal o cual cosa, pero ¿realmente valía la pena? ¿Valía la pena enfadarse?

Porque vas a morir mañana. ¿Qué es lo realmente importante? Si tuvieras que enfadarte de nuevo por tal situación, ¿lo harías? Si tuvieras que enfadarte con tal persona, ¿lo harías? Porque vas a morir mañana. Ahora eres muy vieja, muy viejo. Ya está, se acabó. Te has angustiado por otra cosa, te has preocupado por otras cosas… ¿Era realmente útil? Te has angustiado por tal o cual situación, ¿era realmente útil? ¿Qué te ha aportado eso? Te pusiste enfermo, perdiste el sueño, pero ¿valía realmente la pena? Ahora te vas a morir mañana. ¿Qué ha habido realmente importante en tu vida? ¿Tus iras, tus angustias?, ¿u otras cosas?

Vas a morir dentro de una hora, estás al final de tu vida, ya no puedes hacer nada, ya no puedes elegir; es demasiado tarde. ¿Qué hay de esencial? Si pudieras regresar al pasado, ¿con qué valor(es) volverías?, ¿con qué opciones? Vas a morir dentro de una hora. Es así. Sabías que algún día llegaría esto. Y ahora tu ego se ha marchado, no soporta la idea de la muerte. Y ahora, tomas conciencia de que... Por fin caes en la cuenta de que... Porque lo esencial, realmente, es...

Y vas a morir dentro de 5 minutos. Ya van desapareciendo tus fuerzas y apareciendo seres espirituales. Por fin puedes oírlos y verlos. Desde el principio, quieren decirte cosas importantes. Pero tú no querías escucharlos. Vas a morir dentro de 5 minutos. Y puedes oírlos. Te dicen el secreto. El secreto de los secretos. Y por fin lo comprendes todo. Porque saben que puedes oírlo, acogerlo. Porque vas a morir dentro de 5 minutos.

Y ahora, estás preparado. Todo se vuelve luminoso. Y debes morir dentro de 5 minutos. Un ser espiritual se acerca a ti. Y hace algo excepcional: te propone regresar a la tierra, al pasado, con todos los descubrimientos que acabas de hacer, con lo que acabas de comprender. Te da la posibilidad de regresar. Y aceptas. Viajas de nuevo al pasado, con toda esa luz. Regresas con nuevas decisiones. Una mirada nueva. Una energía nueva. Sabes lo que vas a hacer ahora. Y lo vas a hacer. Sabes lo que quieres vivir y lo que ya no quieres vivir. Porque has aprendido que lo esencial es...

Porque ya no vas a morir dentro de 5 minutos. No vas a morir dentro de una hora; no vas a morir mañana. Sino que vas a vivir. Y decides. Y te comprometes. Y eliges. Y tienes ganas de compartir esto con tus amigos, así que poco a poco vas a empezar a moverte, y vas a ir a encontrarte con tres personas y a hablarles de tus tomas de conciencia, de tus decisiones. A tu ritmo y a tu velocidad. Respiras y te mueves, tranquilamente... Se lo vas a decir tú, porque tú estás vivo y los demás están vivos.

Ahora nunca ha existido hasta hoy

Ahora no ha existido nunca hasta hoy. Es la primera vez que este día es. Tú has venido aquí con el fin de que mañana no sea ayer. Toma conciencia de esto; este día no ha existido nunca. A veces parecemos actores de teatro que repiten la misma función. Los mismos diálogos. A veces cambian los personajes, pero los diálogos son los mismos. A veces cambian los trajes, pero el drama es el mismo. Porque no sabemos que este día no ha existido nunca. El minuto que estás viviendo en este momento no ha existido nunca. Es la primera vez que existe. ¿Qué vamos a hacer con este minuto? ¿Qué vamos a hacer con esta jornada? ¿Qué vamos a hacer con nuestra vida? ¿Interpretar una función de teatro?, ¿o improvisar?

Ser como el ave, por caminos aéreos. Para el pájaro, el camino no existe. Todo es posible en el espacio. El camino está allí donde se encuentra él. Él crea el camino con el movimiento. Para el pez, el camino es líquido. Está allí donde él se encuentra. No está trazado de antemano. Entonces, ¿nosotros somos un pájaro? ¿O un maquinista de tren? Para el maquinista de tren, improvisar es un poco más complicado.

Así que conviértete en el pájaro. Esta jornada nunca ha existido. Este día está virgen. Mañana está virgen. La semana próxima está virgen. Y tú puedes tener citas, proyectos, pero tú eres libre de vivirlos de una manera o de otra, de quejarte o sacar de ellos una lección. Hoy es un regalo. Mañana es un regalo. La se-

mana próxima es un regalo. Porque mañana no es un libro escrito que tú vas a descubrir, es un cuaderno en blanco que vas a escribir. Pero ¿quién va a escribir ese libro? ¿El actor? ¿La memoria? ¿La historia? ¿El condicionamiento? ¿O realmente tú mismo? Tu esencia.

¿Eres el actor o el director de escena? Este día nunca ha existido. Y tú vas a vivir este día. Vas a ir eligiéndolo todo a lo largo de la jornada. Y tus elecciones van a construir tu obra. Y el maquinista de tren saca la cabeza por la ventanilla. Mira el pájaro. Y el pájaro mira al maquinista. Y esta jornada es como el silencio; en ella son posibles todas las palabras, todas las músicas, todos los ruidos. Porque el silencio es acogida incondicional, de las risas y del llanto. Y el cielo sigue siendo cielo, con o sin pájaro. Y tú puedes ser el maquinista del tren, puedes ser el pájaro, o puedes ser el cielo…

¿Quién eres cuando ya no tienes identificación? ¿Cuando ya no tienes historia ni pasado? ¿Cuando ya no estás identificado con tus pensamientos? ¿Cuando ya no estás identificado con tu coche, con tus títulos y diplomas, tu familia, tus roles, cuando todo eso desaparece? ¿Quién queda?

Te conviertes en el cielo.

Te conviertes en el silencio. La presencia. La consciencia.

Este instante que estás viviendo, no sabías que iba a transcurrir así. Está bien así. En el próximo instante, tampoco sabes lo que va a pasar. Y está bien así. De modo que, sobre todo, por favor, no intentes conservar este instante. Porque eso te impediría vivir los próximos instantes. Deja que el instante pase, que se vaya. Tranquilízate, llega un nuevo instante. Relájate. Porque el próximo instante es también un regalo. Construye tu casa sobre el viento. Y no esperes nada en particular. Porque lo esencial ya está ahí.

¿Qué es lo que te da la certeza de tener este nombre?

Si cierras los ojos y te preguntas cuál es tu edad, para contestar a ello no tienes más remedio que hacer un esfuerzo del pensamiento. Puedes tener la impresión de ser de otra edad, más joven o mayor. ¿Qué es lo que te da la certeza de tener este nombre?, ¿de ser una mujer o un hombre? ¿Qué es lo que te permite estar seguro de tener tal profesión?, ¿de tener tales cualidades o tales defectos? Sin esfuerzo del mental, lo ignoras; no es una experiencia directa.

¿Cuál es la única experiencia directa, la única certeza?

Respiras…, ya lo ves, es verdad.

Estás sentado en el suelo o tumbado, de esto puedes estar seguro.

¿Qué es lo que subsiste en la experiencia directa? ¿Y cuándo estamos realmente en esa experiencia directa? Es poco frecuente. Excepcional. Estamos ligados a lo que nos han dicho. A mí me dijeron que yo era Christian, así que me lo creí. Y cuando observamos a un bebé que acaba de nacer, decimos: «¡Hola, Christian!». Podríamos muy bien decir: «Hola, patata» u «Hola, dromedario». En el caso del niño, no es más Christian que patata o dromedario, pero insistimos, así que el niño se toma a sí mismo por Christian. Pero podría haberse tomado por José, Juan, o el dromedario, por un imbécil, un holgazán… Basta con que le repitan bastante a menudo: «Eres estúpido, eres estúpido, eres estúpido…» Y entonces, uno es estúpido. Uno es culpable. Uno es malvado. Uno es genial. Uno es el más guapo.

Diatriba de un paciente impaciente en el hospital general de los especialistas

«Le clavaría los dientes a mi dentista,
me entran ganas de sangrar a mi hematólogo,
mi neurólogo me pone nervioso,
mi psiquiatra me vuelve loco,
me cago en mi gastroenterólogo,
mi ORL no escucha lo que digo,
no le quito el ojo a mi oftalmólogo,
mi glaucomólogo me mete presión,
mi neumólogo me ahoga,
mi reumatólogo me pone a andar firme,
mi oncólogo quiere librarse de mí,
el del laboratorio me analiza sin cesar,
la dietista me ceba,
mi endocrinólogo me adoctrina,
mi obstetra me saca a empujones,
mi inmunólogo nunca me reconoce,
mi enfermera es una pinchona,
sin embargo, muy felizmente,
a mi dermatólogo lo llevo en la piel,
aunque al que amo es a mi cardiólogo,
pero, no obstante, sólo tengo relaciones sexuales con mi ginecóloga.
Anda y entiéndelo».

Postfacio.
Palabra del no-fin

¿En el que la cuestión es percibir la Descodificación biológica como un arte marcial, un arma de salud, percibir que ya nadie cuida a nadie y que las palabras son unas embusteras?

*

«El camino que es el camino no es el camino».

Tao-tö-king, Lao-Tseu

¿Me perdonaréis cuando os confiese que todo lo que precede no son más que palabras, signos de tinta sobre líneas virtuales?

¡Nada más!

Espejismos...

Quizá, carteles indicadores de aventuras que cosechar.

O ilusiones de más, de ese viento que hace girar las aspas del molino y moler el grano y hacer tan bueno el pan. Bueno por la presencia del viento bajo su corteza dorada.

Palabras como canales para guiar el agua que aplaca la sed hacia tu impaciente gaznate.

Palabras motoras. Palabras mendaces, ladronas o palabras de encanto, de terciopelo.

Palabras hechas de letra que se toman por el ser.[1]

1. El autor juega con la identidad fonética entre «lettre» (letra) y «l'être» (el ser). *(N. de la T.)*

Palabras que ocultan palabras, palabras que engañan, palabras que reptan, palabras que nunca terminan de hablar.

Palabras, eso es todo.

Palabras, eso es Todo.

*

«El camino que puede expresarse con la palabra
no es el Camino eterno;
el nombre que puede nombrarse no es el Nombre eterno».

Tao-tö-king, Lao-Tseu

*

«Pasemos a la otra orilla».[2]

2. Jesús en Marcos, 4-35.

Bibliografía

Notes, Nisargadatta, Ed. Charles Antoni.

L'art de voir, Svami Prajnanpad.

Sapiens, tu pionces ? Matière et Conscience : Manuel de Réveil, Franck Boval, Eds. Anovi.

L'homme qui voulait mourir vivant, Michel Rolion, Ed. Eyrolles.

La maladie est un livre ouvert sur notre inconscient, C. Flèche, Ed. Le Souffle d'Or.

Le Petit Prince, Saint-Exupéry.

L'art chevaleresque du tir à l'arc.

«YO» por él mismo, obras completas, autoedición a cuenta del autor.[3]

3. El autor propone nuevos juegos lingüísticos, esta vez mediante errores ortográficos: escribe «part» (parte) en vez de «par» (por) y «hauteur» (altura) en vez de «auteur» (autor). *(N. de la T.)*

Índice